「十三五」国家重点图书出版规划项目

中医古籍名家

点评丛书

总主编 ◎ 吴少祯

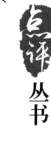

三指禅

清·周学霆 ◎ 撰

盛增秀 ◎ 主审

庄爱文 ◎ 点评

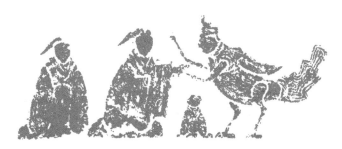

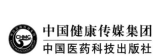
中国健康传媒集团
中国医药科技出版社

图书在版编目（CIP）数据

三指禅／（清）周学霆撰；庄爱文点评 . —北京：中国医药科技出版社，2020.6

（中医古籍名家点评丛书）

ISBN 978 - 7 - 5214 - 1707 - 4

Ⅰ. ①三… Ⅱ. ①周… ②庄… Ⅲ. ①脉学 - 中国 - 清代 Ⅳ. ①R241.1

中国版本图书馆 CIP 数据核字（2020）第 059153 号

美术编辑　陈君杞
版式设计　南博文化

出版　**中国健康传媒集团** | 中国医药科技出版社
地址　北京市海淀区文慧园北路甲 22 号
邮编　100082
电话　发行：010 - 62227427　邮购：010 - 62236938
网址　www.cmstp.com
规格　710 × 1000mm $^1/_{16}$
印张　10
字数　98 千字
版次　2020 年 6 月第 1 版
印次　2023 年 11 月第 3 次印刷
印刷　三河市百盛印装有限公司
经销　全国各地新华书店
书号　ISBN 978 - 7 - 5214 - 1707 - 4
定价　**30.00 元**

获取新书信息、投稿、为图书纠错，请扫码联系我们。

《中医古籍名家点评丛书》编委会

出版者的话

　　中医药是中国优秀传统文化的重要组成部分之一。中医药古籍中蕴藏着历代名家的思维智慧与实践经验。温故而知新，熟读精研中医古籍是当代中医继承、创新的基石。新中国成立以来，中医界对古籍整理工作十分重视，因此在经典、重点中医古籍的校勘注释，常用、实用中医古籍的遴选、整理等方面，成果斐然。这些工作在帮助读者精选版本、校准文字、读懂原文方面发挥了良好的作用。

　　习总书记指示，要"切实把中医药这一祖先留给我们的宝贵财富继承好、发展好、利用好"，从而对弘扬中医药学、更进一步继承利用好中医药古籍提出了更高的要求。为此我们策划组织了《中医古籍名家点评丛书》，试图在前人整理工作的基础上，通过名家点评的方式，更进一步凸显中医古代要籍的学术精华，为现代中医药的发展提供借鉴。

　　本丛书遴选历代名医名著百余种，分批出版。所收医药书多为传世、实用，且在校勘整理方面已比较成熟的中医古籍。其中包括常用经典著作、历代各科名著，以及古今临证、案头常备的中医读物。本丛书致力于将现有相关的最新研究成果集于一体，使之具备版本精良、校勘细致、内容实用、点评精深的特点。

参与点评的学者，多为对所点评古籍研究有素的专家。他们学验俱丰，或精于临床，或文献功底深厚，均熟谙该古籍所涉学术领域的整体状况，又对其书内容精要揣摩日久，多有心得。本丛书的"点评"，并非单一的内容提要、词语注释、串讲阐发，而是抓住书中的主旨精论、蕴含深义、疑惑谬误之处，予以点拨评议，或考证比勘，溯源寻流。由于点评学者各有专擅，因此点评的形式风格也或有不同。但其共同之点是有益于读者掌握、鉴识所论医籍或名家的学术精华，领会临床运用关键点，解疑破惑，举一反三，启迪后人，不断创新。

我们对中医药古籍点评工作还在不断探索之中，本丛书可能会有诸多不足之处，亟盼中医各科专家及广大读者给予批评指正。

中国医药科技出版社
2017年8月

余序

作为毕生研读整理、编纂古今中医临床文献的一员，前不久，我有幸看到张同君编审和全国诸多相关教授专家们合作编撰《中医古籍名家点评丛书》的部分样稿。感到他们在总体设计、精选医籍、订正校注，特别是名家点评等方面卓有建树，并能将这些名著和近现代相关研究成果予以提示说明，使古籍的整理探索深研，呈现了崭新的面貌。我认为这部丛书不但能让读者系统、全面地传承优秀文化，而且有利于加强对丛书所选名著学验主旨的认识。

在我国优秀、靓丽的文化中，岐黄医学的软实力十分强劲。特别是名著中的学术经验，是体现"医道"最关键的文字表述。

《礼记·中庸》说："道也者，不可须臾离也。"清代徽州名儒程瑶田说："文存则道存，道存则教存。"这部丛书在很大程度上，使医道和医教获得较为集中的"文存"。丛书的多位编集者在精选名著的基础上，着重"点评"，让读者认识到中医药学是我国优秀传统文化中的瑰宝，有利于读者在系统、全面的传承中，予以创新、发展。

清代名医程芝田在《医约》中曾说："百艺之中，惟医最难。"特别是在一万多种古籍中选取精品，有一定难度。但清代造诣精深的名医尤在泾在《医学读书记》中告诫读者说："盖未有不师古而有济于今者，亦未有言之无文而能行之远者。"这套丛书的"师古济今"十分昭著。中国医药科技出版社重视此编的刊行，使读者如获宝璐，今将上述感言以为序。

中国中医科学院

余瀛鳌

2017年8月

目录 | Contents

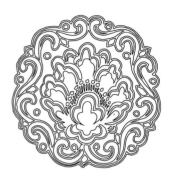

全书点评 | ◉

　　《三指禅》，清·周学霆著，清·欧阳辑瑞评注，刊于清道光丁亥年（1827）。本书具体介绍诊脉的部位、方法和凭脉诊病等问题，是一部独具见解的脉学著作，又因论述疾病时，多与脉诊紧密结合，切合于临床实用，颇为后世所推崇，被称为脉学史上难得的佳作，对中医脉学理论的发展做出了卓越贡献。本次整理以浙江省中医药研究院清道光十二年（1832）余聚贤堂藏版为底本。

一、作者与成书背景

　　著者周学霆，字荆威，号小颠，别署梦觉道人，生活于清乾隆至道光年间，湖南宝庆邵阳县三溪五都人。生于"一领青衫，相传五代"的书香门第。幼习举子业，饱读诗书，13 岁应童子试，名列前茅，后因病弃儒从医，且好道慕释，以其渊博儒学基础精研《内经》《难经》《伤寒杂病论》《脉经》等医学典籍，医理精湛，常在家乡或外出云游行医，诊治病人，屡获奇效，成为蜚声于世的著名医家，颇得众医崇敬。撰有《医学百问》《外科便览》《三指禅》等多种医学著作。《三指禅》是周氏在研究总结前人脉学经验基础上，汇集自己40 余年之研究与临证实践而著的一部脉学专著，曾由澹雅书局和湖南书局先后刊行于世。由于作者一生信仰佛道，故谓："医理无穷，脉学难晓，会心人一旦豁然，全凭禅悟。"并自称其脉学曾得到"异人"指示，认为"全身脉症于瞬间尽归于三指之下"，他将此书命名《三指禅》，意即在此。

二、主要内容特点和学术思想

《三指禅》全书共 3 卷，81 篇，卷一重点论述脉学源流、脉诊部位、脉象鉴别等脉学理论，卷二、三分别论述了内伤杂病及外感病，妇、儿、外伤病的脉诊特点及凭脉选方用药的规律，论述精炼，饶有特色，有许多独到之处。其大旨根据《内经》《难经》等有关脉学原文，加以阐发，融会贯通，别出新意而自成一家。书中共列 27 脉，以"缓脉"为标，以浮、沉、迟、数为四大纲，以对比互勘的方法，分析各种脉象不同之点，并结合自己临证经验，对三焦、命门、七诊、心包络、人迎气口、男女尺脉等方面提出新的观点；书中所论述疾病 34 种，皆以"某症脉论"或"某某脉论"贯穿始终，足见周氏诊治疾病时对脉象变化的重视；且作者本人积有丰富的临床实践经验，全书共载 80 余方，多为周氏经验良方，切合临床实用。该书主要学术思想包括：

1. 明悉源流，继承发展

周氏十分重视脉诊的源流和发展，这一点在《三指禅·凡例八则》中可以体现，他指出本书目的乃"极力将经文阐发明晰，以辨宋、明改撺之非"，因而在本书开篇专设"脉学源流"篇，谓："轩岐之微蕴，诚有未易窥测者。越人著《难经》，推明十变；叔和撰《脉经》，演成十卷，而脉始得灿明于世。迄五代高阳生《脉诀》出，士大夫多议之，由是才人杰士，咸驰骤于笔墨之间，各据其理，各抒其见，而真诀几几乎晦矣。"言明脉诊始于《内经》，详于《难经》，推广于晋代王叔和。周氏以其渊博儒学基础，探《内经》《难经》等医学典籍之奥，从中得到启发，在临床中验证、鉴别、总结、创新，《三指禅》应运而生。

2. 医理论脉，分而不分

这是周氏用辨证观点指导脉诊的具体体现。六部之脉，候之寸、关、尺，左以候心、肝、肾，右以候肺、脾、命门。周氏结合自己的临床体会，提出："六脉之部……究之候脉，分而不分，不分而分，则得诀矣。"他认为就生理而言，如果春脉弦，岂有肝脉独弦而他脉不弦之理？就病理而言，只要诊得洪浮即属心火，不必一定拘于左寸；只要诊得短涩即属肺金，不必一定拘于右寸。所以，脉虽有四时之异、五脏之属、主病之别等诸多可分之处，然而凭脉诊病之时仍须全面考虑，不可孤立依靠某一方面，周氏把这种思想概括为"分而不分"。另一方面，六部之脉毕竟存在着脏腑分部的不同，不同脉象出现在不同部位，或不同脉象出现在同一部位，它所代表的病理意义不尽相同，在全面考虑的同时不能不注意这些方面的特殊性，周氏把这种思想概括为"不分而分"。总之，六部之分与否，当随具体情况而区别对待，不必拘泥。

3. 立缓为标，对比论脉

《三指禅》中记载27种脉象，周氏论脉立"缓脉"为标，其余26种为病脉，认为脉之至数、有胃无胃、有神无神，皆须以缓脉为权度，立此为衡量诸病脉的标尺，故谓"欲求极好为权度，缓字医家第一功"，熟玩缓脉，是医家诊脉的基本功。故将其列入27脉之首，余采用阴阳对峙的方法，恰好安置27脉。他认为"人之一身，不离阴阳，而见之于脉，亦不离阴阳。浮、沉、迟、数，阴阳相配之大者也，举其余而对待训之。事以相形而易明，理以对勘而互见。"因此，《三指禅》将浮、沉、迟、数列为四大纲脉，一表一里，一寒一热，即具阴阳对峙之理，是阴阳对峙之大者，其余22脉（微与细、虚与实、长与短、弦与弱、滑与涩、芤与革、紧与散、濡与牢、洪与伏、结与促、动与代）相互比较，同中求异，异中求同，由纲系目，纲举目张。周氏抓住各脉之间差异的根本点，将"胸中了了，指下难明"纷繁复杂的各种脉象，用阴阳对峙这根红线将其贯穿起来，可谓不落窠臼，别开生面，这对掌握脉象的特征及临床应用有较大的帮助。

4. 手有三部，足部亦然

周氏指出"人之两手为见脉之所"，而"两足尤为树脉之根"。他在临床实践中，不仅重视手脉之三部，亦强调足脉之三部。足之三脉分为足跗上五寸陷中的冲阳动脉，在足大趾本节后三寸陷中的太冲动脉，及在足踝后跟骨间的太溪动脉。三脉分主阳明胃经、厥阴肝经与少阴肾经。周氏认为人体之阳气由下而生，亦由下而耗，故诊下部之脉更当有特殊意义，尤其在病情危殆之时，"寸关尺三部俱无，须向三脉（冲阳、太冲、太溪）诊之"。下部三脉的有无、盛衰与节律，对判断病变的预后有重要意义。这是其在《内经》遍诊法基础上，结合临床实践，所创的诊脉察病的创新点之一，既较遍诊方便，又可扩大寸口诊法的诊查内容。

5. 治无定方，脉理精详

周氏认为治病用药选方要师古而不泥古，治病应无一定之方，一定之药，但须脉理精详，有的放矢。综观《三指禅》全书，各论中所举之方，皆周氏40余年之经验所得，统称为经验方，用药多奇中。究其根由，除周氏在理、法、方、药等方面有高深的造诣外，更重要的是其讲求辨证精确，其精辟的论述既是深刻的医理，又富含精湛的哲理，给后世学者以启迪。

6. 论病重脉，不拘于脉

周氏在深入研究中医经典及脉学著作后，将其脉学理论应用于临床，以脉诊参合病因病机病症而处方用药，屡起沉疴，故被称为是"最适临床"的经典脉学专著。书中论病列常见内科杂病脉论22则，外感瘟疫脉论5则，妇女病脉论4则，小儿疳脉论1则，外科病脉论

1则，还特别阐述疑诈病脉论1则，遍布于内、外、妇、儿各科。诚然，重视凭脉论病，在论述各病能以脉诊结合病因、病理、证候决定治法和方药，切于临床实用。但也主张在某些情况下可以舍脉诊病，如不识不治之病，不拘问脉；不变脉之病，不拘问脉；产后不拘问脉；病轻而无扰脏腑者，不必拘脉。

三、学习要点

1. 了解作者生平

学习《三指禅》，首先需要了解本书作者周学霆其人其事。周氏早年饱读诗书，精研易理，后因病弃儒从医，一生信奉佛教，有丰富而深厚的文化底蕴，精通儒、释、道之学。因此本书中还涉及诸如《礼记》《史记》《左传》、诸家诗文等儒学典籍，《老子》《庄子》《参同契》《淮南子》等道家典籍，以及《楞严经》《传灯录》《法苑珠林》《维摩经》《涅槃经》等佛教典籍相关内容，周氏以禅入医，以脉印禅，撰成《三指禅》一书，通过阅读此书，可以开拓我们的眼界。但值得指出的是，文中也掺杂着不少无关医理的疑难文句，给阅读带来较多困难，纵然整理者作了一些注释，亦未必尽善，敬请鉴谅。

2. 诊脉强调意会

《三指禅·总论》曰："医理无穷，脉学难晓，会心人一旦豁然，全凭禅悟。"在诊脉识脉方面提倡一个"悟"字。悟，即精勤神会之意，他认为医者要明理，读书要用心，医学理论虽然深奥无穷，脉象变化虽然微妙莫测，甚至有一些只可意会，难以言传的问题，只要勤奋钻研，用心体会，便可领会其实质，悟出其真谛。

3. 辩证看待此书

周学霆所著《三指禅》一书，对脉学理论的许多阐发是很有意义的，许多临证体会是很值得借鉴的，尤其是周氏在继承前人的基础上，提出自己的创见，从而发展了脉学，有其科学性与先进性，但由于作者信奉佛教，书中不免有用禅理解释医理之处，亦夹杂着一些迷信色彩的内容。好在此类内容所占篇幅并不大，不足掩盖其著作的成就。总之，该书不失为一部学习研究脉学之佳作，对临床具有重要的指导意义和实用价值。

庄爱文

2019 年 2 月

原序

医者，意也。至于脉理，尤以意会。梦觉道人弃儒业医四十余年，奇奇怪怪，以活无算。其持脉也，曾不一瞬，病情万变，便已了了，人感深之，因出《脉诀》一书问世，特拈出缓字为主，取生意也。余比象绘形，言简意赅，而议论透辟，发前人之所未发，惟其理精，是以意会，然非致虚守寂①精诚之极，未有如此之神且速者。此中大有禅机焉，余因题之曰《三指禅》。禅者，元也。元之又元，众妙之门。

敕授修职郎　湖南长沙府善化县儒学教谕

前乾隆乙卯科亚元大挑二等　愚弟方伯畴顿首拜撰

---

①　致虚守寂：源自《老子》："致虚极，守静笃。"是指"达到极度虚无，守住极度清静"的境界。"致"是动词，是做到、达到的意思。"虚"指空虚无物，即是佛家所说的"空"，象征境界的空灵。

余正焕序

　　凡能事之特异者，其中必有意领神悟之处，得之于手而应于心，疴瘘之承蜩②也，庖丁③之奏刀也，技也，而皆进于道，况乎游神大隐之场，积悟④金丹之室，以修生之妙术，探生生之元机，有不默契主真、超通无上者哉？予始晤建州周梦觉，见其诊视方脉，举手即得，略无停指，好事者或试以杂症，乱以多人，顷刻之间，无不奇中，以为别有经验之法，初不关脉之诊视也。及叩其所蕴，乃知究心脉理已四十余年，张、朱、李、刘莫不抉其精而穷其奥，要其通元会窍，实得力于禅家炼己一节工夫。盖于禅悟医，故医亦入禅也。予于医未尝有得，读《三指禅》于我心有戚戚⑤焉，于二十七脉中，独提缓字为诀，诚可谓挈领振纲，权度⑥在我，主于七诊之法，直指禅机，

---

　　① 余正焕序：此标题系新拟。

　　② 疴(gōu 勾)瘘之承蜩(tiáo 条)：驼背老人粘蝉，源自《庄子》疴偻承蜩，比喻做事专心才能成功，即使先天条件不足也不例外。疴瘘，脊背向前弯曲；承，(用长竿)取物；蜩，蝉。

　　③ 庖(páo 咆)丁：源自《庄子》庖丁解牛，比喻经过反复实践，掌握了事物的客观规律，做事得心应手，运用自如。庖，厨师；丁是他的名。

　　④ 积悟：深入领会。

　　⑤ 戚戚(qī 七)：指心动的样子。

　　⑥ 权度：标准，法则。意指分析客观条件做出适当的判断。权，指权衡，度，指尺度。

奇经八脉，畅明禅经，尤属倾囊倒箧①，一片婆心，其以津逮②后学，而仁寿斯民也，又岂直逗脉诀之金针，而正医宗之圭臬③已哉！

赐进士出身江西盐法 兼巡瑞袁临道 前翰林院编修

云南迤西兵备道 陕西陕安兵备道 星堂余正焕序于听雪斋

---

① 倾囊倒箧：形容倾尽其所有。出自《六月霜·典钗》。

② 津逮：本意是由渡口坐船到达目的地，后用来比喻为学的门径。

③ 圭臬（guī niè 归聂）：土圭和水臬。古代测日影、正四时和测量土地的仪器。引申为某种事物的标尺、准则和法度；可以据此做出决定或判断的根据。

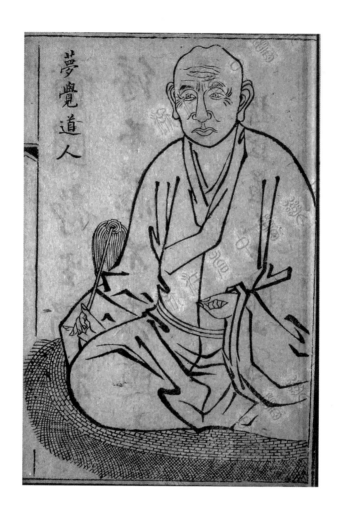

蒲团静生 独扫尘缘 不壮不老 道契元元

超然道人左晴山写并题

贺长龄序 ①

　　《易》曰：正其本，万事理，差之毫厘，谬以千里。此《易》之精言，即医之精言也。余尝谓《易》通于医，不通阴阳五行造化之理，不可与言《易》，即不可与言医。脉者病之本，指又脉之本。梦觉道人取缓字为本脉，以定病脉，固已探其本矣，而又于夜半初觉时，凝神炼指，取脉于真，故脉一遇指，而其脉立见，如虚堂悬镜②，无所遁其妍媸③焉。指与物化而不以心稽，此《易》之惟深惟几④而又进于惟神者乎！不疾而速，不行而至，其神也。有何以神之者也，则本之说也。道人又谓：春肝脉弦，五脉皆带弦象；夏心脉洪，五脉皆带洪象；则又直截了当，一以贯之。《易》简而天下之理得，其运用之妙，存乎一心。道人盖用法而恒得法外言，而其著论一本《灵》《素》《难经》原文，绝无一字杜撰，又岂私心自用者比乎！人但见其立起深疴⑤，用药脉出思议之表，遂谓蹈险出奇，得未曾有，实则无奇非

---

　　① 贺长龄序：此标题系新拟。
　　② 虚堂悬镜：比喻办理事情、审查案件，对情况了解得清楚透彻。
　　③ 妍媸(yán chī 言吃)：美和丑，出于《文赋》。
　　④ 惟深惟几：源自《周易》："惟深也，故能通天下之志；惟几也，故能成天下之务。"
　　⑤ 深疴：重病。

庸，无险非易，迹若变化不测，理则一定不移，特不知者自相骇诧①耳，而道人何容心乎？余非知医者，谬持此说，以质之道人，其以为何如也？

时大清道光十有三年岁在癸巳秋九月　前翰林院编修　左春坊左中允
江西南昌府知府　山东兖沂曹济道　江苏按察使　苏州江宁山东布政使
护理山东巡抚兼提督军门　嘉庆庚午广西乡试副考官　提督山西学政
善化贺长龄拜撰

---

① 骇诧：惊异。

《续刊三指禅》序 | ⬤

曩①岁，梦觉道人所著《三指禅》医书问世，愚曾读而叙之、评之。刻甫②竣，不翼而飞，不胫而走，三年之内，几遍海隅③。第④书中以元风而阐医理，即以医理而寓元风，其引用故实，原本圣贤经传，而体裁半仿儒先诗赋文章，窃恐僻壤遐陬⑤，不读东观⑥未见之书，奚必贯通乎奥义；不受北面⑦真传之钵，罕能斟酌夫良方。将了于目，了于口，而究无以了于心，几何不转为是书诟病⑧耶？愚是以殷然有注释之思，适承乏澬江司训，有志未逮，心甚悬悬，迄交卸⑨

---

① 曩(nǎng 攘)：以往，从前，过去的。

② 甫：刚刚，才。

③ 海隅：临海的一定区域。

④ 第：文言连词。但是。

⑤ 僻壤遐陬(zōu 邹)：僻壤，本意为偏僻的地壤，引申为偏远而信息不畅通的地区；遐陬，边远一隅。出自《宋书·谢灵运传》："内匡寰表，外清遐陬。"意思是极其偏远，而对外部世界了无所知的区域。

⑥ 东观：中国东汉宫廷中贮藏档案、典籍和从事校书、著述的处所。

⑦ 北面：指北边。弟子行敬师之礼。《汉书·于定国传》："定国乃延师学《春秋》，身执经，北面备弟子礼。"

⑧ 诟病：侮辱，后引申为指责或嘲骂。出自《礼记·儒行》："今众人之命儒也妄，常以儒相诟病。"郑玄注："诟病，犹耻辱也。"

⑨ 交卸：旧时官吏卸职，向后任交代。

旋省，时加翻阅，凡遇有精深之处，辄①蝇头②细注，逾岁之久，秩然③成观。愚心为之少慰，惜经验药方，尚未之采录也。居无何，道人一瓶一钵，假道④省垣，栖身试馆⑤。愚匆忙晋接⑥，方欲伸两地之绸缪，叙三年之契阔⑦，而道人乍附耳飏言⑧曰：前书未就，其奈之何？愚曰：书已盛行，何云未就？道人曰：未了其义，未标其方，纵阅者宝而藏之，于予心终觉未慊⑨也。愚曰：唯唯否否。乃随向案头，检前所注释，互相参订。道人曰：往日著方若干，急欲续刊，以公诸同志，得是注而并镌⑩之，其庶乎毫发无遗憾矣。愚乃拊⑪手应声曰：两人之志，不谋而合；两人之道，不约而同；两人之聚散，或远以千里，或近以一堂，此真天假之缘，助成完璧，岂惟是书之幸，抑⑫海内生人之共幸也。坊友王子念祖，急登梨枣⑬，聊志数语，以冠其篇。至于道人著书之旨，命名之意，原序已详言之，兹不赘。

　　时大清道光十有二年春月谷旦　敕授修职郎　湖南候选教谕前嘉庆庚午科举人　考充咸安宫官学教习　分发江西南安府上犹县知县改教回籍历署常德府学　益阳县学训导　眷愚弟欧阳辑瑞顿首拜撰

① 辄(zhé 哲)：文言副词。就；总是。
② 蝇头：像苍蝇头那样小的字。
③ 秩然：秩序井然。形容做事有条理，不杂乱。
④ 假道：经由；取道。
⑤ 试馆：古代科举考试时各地应试的人居住的场所。
⑥ 晋接：进见；接见。
⑦ 契阔：久别的情怀。
⑧ 飏(yáng 杨)言：高声朗朗地讲话，出自《书·益稷》。
⑨ 慊(qiè 妾)：心不满足貌。
⑩ 镌(juān 娟)：雕刻。
⑪ 拊(fǔ 辅)：拍。
⑫ 抑：表示选择，相当于"或是""还是"。
⑬ 梨枣：古代印书的木刻板，多用梨木或枣木刻成，所以称雕版印刷的版为梨枣。

陈岱霖序①

　　余读《扁鹊仓公传》，未尝不废书而叹也，曰：古固有之，今亦宜然。既而游齐、梁、燕、赵间，所过通都大邑②，至则遍访其人，而父老无能言之者，盖医学之失传久矣。道光戊子后读《礼》，家居频年③，忧郁萦怀④，百病交作，辄思究心此道，为养生计，且仁民⑤利物⑥之权，不属，区区之意，亦欲以为良医者稍行其术于乡郸⑦之间，庶几⑧范文正之所云也。越癸巳，始得邵陵周先生《三指禅》而读之，先生亦于是秋来省，得以接其言论，乃知其折肱⑨五十年，贯串于张、朱、刘、李之学，而归其本于《灵》《素》《难经》，又尝讲习夫烟

----

① 陈岱霖序：此标题系新拟。
② 邑(yì 意)：县。
③ 频年：指连续几年。
④ 萦怀：牵挂在心上。
⑤ 仁民：将仁爱和仁义施之于人。
⑥ 利物：益于万物，出自《易·乾》。现指能够被人直接消费的物或者服务。
⑦ 乡郸(dǎng 党)：指乡里、家乡；乡族朋友。古代五百家为党，一万二千五百家为乡，合而称乡党。郸，《说文》地名。又《玉篇》居也。一曰五百家为郸。《释名》郸，长也。一聚所尊长也。或作党。
⑧ 庶几：也许可以。表示希望。
⑨ 折肱(gōng 工)："三折肱为良医"是一句古代言语，字面意思是说：多次断臂就成为了(治疗断臂的)良医。后比喻对某事阅历多，富有经验，自能造诣精深。

鼎丹铅①之理，故其书语多元妙。其治疾也，症愈怪，先生治之之法愈奇，往往有世医不能指名者，先生辄以一二剂奏功。然则，先生其今之扁鹊、仓公耶！嗟②乎！今日斯民之疾奇怪百出矣，顾③安得先生之为医者而医之乎！

赐进士出身诰授奉政大夫　吏部候选郎中　前工部虞衡司主事

加二级记录四次　善化陈岱霖拜撰

---

①　丹铅：指点勘书籍用的朱砂和铅粉。亦借指校订之事。
②　嗟(jiē 接)：文言叹词。
③　顾：文言连词，但、但看。

凡例八则

——叔和《脉经》，兵燹[①]之余，无复睹其全本，五代迄今，千有余年，脉诀迭出，尽失《灵》《素》《难经》原文。是编取缓字为平脉，以定病脉，根柢[②]《内经》以平人定病脉之谛。其余阴阳对待，恰好安置二十七脉。一奇一偶，配合天成。

——《灵》《素》《难经》词旨深邃，非后学所能蠡测管窥[③]，是编一字一句，悉宗经文。编中相为表里，六部脉位，三焦包络，极力将经文阐发明晰，以辨宋、明改撰之非。

——生人性发为情，情莫著于欣戚[④]，而修仙修佛之基，以身为本，即皆寓于膻中、丹田中，从未有疏明其义，如数掌上罗纹者。是编畅发《内经》未发之旨，透写世人难写之情，而金液还丹之说，可知其非自外来。

——论症首列男女异尺，剖别阴阳之蕴[⑤]，即《周易》上卷首乾

① 兵燹(xiǎn 显)：指因战乱而遭受焚烧破坏的灾祸。
② 根柢：比喻事物的根基、基础。
③ 蠡(lí 离)测管窥：比喻见识片面狭窄，看不到事物的整体。蠡测，以瓠瓢测量海水；管窥，指从管中窥物。
④ 欣戚：亦作"欣慼"。喜乐和忧戚。《魏书·孙绍传》："奉国四世，欣戚是同。"
⑤ 蕴：事理深奥的地方。

坤，下卷首咸恒之义。

——论症自痨至咳嗽篇，溯源先天主宰，以通元之妙手，写济世之婆心。语语自圣经出，却语语从心坎中出，医见之为医，元见之为元。

——论症自泄至哮喘篇，发挥后天功用，饮食劳役，病有四百四种，立论难于悉备，而大端①却已橐括无遗。

——论症自春温至温疫篇，所有外感诸症，率根据于四序乘除，五行衰旺之理，经经纬史，抉汉分章。是儒家吐属②，是医家经纶③，是草元家作用，令人把玩不尽。

——论症自室女以后，凡杂症亦略见一斑，可引伸而触类，无得以挂漏议之。其所著之方，皆道人四十余年中之经验，因统名之曰"经验方"。

以上八则，实道人得手应心，有功世道之作，特为表出，用公诸④同志云。

南坡居士识

---

① 大端：主要的部分；重要的端绪；大概。语出《礼记·礼运》："故欲恶者，心之大端也。"

② 吐属：谈话用的语句。

③ 经纶：整理丝缕、理出丝绪和编丝成绳，统称经纶。现已成为文化、知识、思想的代名词，故有满腹经纶一说。

④ 诸："之于""之乎"的合音。

南坡居士欧阳聘侯原序

　　同邑周君，仙骨珊珊①，以医道活人多矣。凡所经历之区，类皆颂再造恩于弗替②，观其脍炙人口，非可以道里计，其所由来者久矣。乙酉侨寓省垣，适愚以江右令改官回籍，耳饮其名，而究未及亲见之也。旋③又承乏④朗江府学，越明年，交卸赴省，同栖试馆侧，闻士大夫之叩门延请者踵相接焉。周君方日无暇晷⑤，愚亦弗得以究论其间，心窃恨之，盖蓄愿所未获申⑥者已二年于兹⑦矣。时或漏深归馆，闭户围炉，纵言至于医，指其途径，定其要归，以为明医之蓍蔡⑧，庸医之针贬，是周君之医理，诚有大过人者。惜粗识其梗概，尚未悉其渊微⑨，其如欲其人而闭之门何哉？丁亥之冬，周君以手订《三指禅

————————

①　珊珊：形容步履缓慢，如姗姗来迟。
②　弗替：意为"不能替代或无以取代"，含有"至高"之意。
③　旋：随后；不久。
④　承乏：指暂任某职的谦称。语出《左传·成公二年》："敢告不敏，摄官承乏。"
⑤　晷（guǐ 鬼）：日影。比喻时间。
⑥　获申：犹言得以表达。
⑦　兹：现在。
⑧　蓍（shī 师）蔡：也叫"蓍龟"。此处比喻德高望重之人。蓍，指蓍草，多年生草本植物，全草可入药，古代用其茎占卜；蔡，在此意为占卜与行筮术时所用的大龟。
⑨　渊微：深沉精微。

脉诀》问序于愚，愚曰：是殆①问道于盲也。虽然，寿②身寿世，愚于此中煞吃辛苦，一旦得是书而读之，目谋心谋，刻期③卒业④，觉从前未晰之义，未破之疑，不啻⑤迎刃而解，毫发无恨，快也何如！窃忆缓之一字，亦第居二十七脉之一耳，而周君融会贯通，独有心得，始为提纲，次为对待，二气五行之理，罔不了然于心目间，诚足以阐前人所未发，补前人所未备。以愚所闻，三折肱而知为良医者，舍斯人其奚适⑥也？

抑周君束发⑦受书⑧，因病废业，始得专精于医，以寿身而寿世，是直以良相之经纶，运诸良医之呼吸，乃大获活人之效于举手间，而又未敢以自私也。笔之于书，嘉惠⑨来学，好生之德⑩，以视俞跗⑪、卢扁⑫，有过之无不及，后之览是书者，其亦兴起于兹编而定所法守⑬也夫！

---

① 殆：几乎；差不多。
② 寿：保存；保全。《国语·楚语下》："臣能自寿。"韦昭注："寿，保也。"
③ 刻期：在严格规定的期限内。
④ 卒业：完成学业或毕业的意思。卒，完毕，结束。
⑤ 不啻(chì 赤)：不只；不止；不仅仅；不亚于。
⑥ 奚适：犹言奚啻。奚啻，何止。
⑦ 束发：指成童的年龄，即 15～20 岁。
⑧ 受书：接受文化教育。
⑨ 嘉惠：对他人所给予恩惠的敬称。
⑩ 好生之德：指有爱惜生灵、不事杀戮的品德。出自《尚书·大禹谟》。
⑪ 俞跗：上古医家，相传擅长外科手术，是黄帝的臣子。
⑫ 卢扁：即古代名医扁鹊。因家于卢国，故又名"卢扁"。
⑬ 法守：谓按法度履行自己的职守。

卷 一

总 论

医理无穷，脉学难晓，会心人一旦豁然，全凭禅悟。余未及冠，因病弃儒，留心医学，研究诸书，并无一字之师，独于脉稍得异人指示，提一缓字而融会之，全身脉症，于瞬息间，尽归三指之下。距今四十余年，所过通都大邑，探取病情，无一不验。今不敢以自私，立为主脑，对以阴阳，注释多本古人体裁，实非臆造，就正同学，幸其教我。

脉学源流

轩辕使伶伦截嶰谷①之竹，作黄钟②律管③，以候天地之节气；使岐伯取气口作脉，以候人之动气。黄钟之数九分，气口之数亦九分，律管具，而寸之数始形。故脉之动也，阳浮九分，阴得一寸，合于黄

---

① 嶰(xiè 谢)谷：典故名，出《汉书》。指昆仑山北谷名。传说黄帝使伶伦取嶰谷之竹以制乐器。
② 黄钟：古之打击乐器，多为庙堂所用。
③ 律管：用竹管或金属管制成的定音器具。

钟。黄钟者，气之先兆，能测天地之节候；气口者，脉之要会，能知人命之死生。本律管以定脉，轩岐之微蕴①，诚有未易窥测②者。越人著《难经》，推明十变；叔和撰《脉经》，演成十卷，而脉始得灿明于世。迄五代高阳生《脉诀》出，士大夫多议之，由是才人杰士，咸③驰骤于笔墨之间，各据其理，各抒其见，而真诀几几乎晦矣。齐褚澄论脉，女子阴逆，自上生下，左寸为受命之根，心肺脉诊于两尺，倒装五脏，谬妄已极。赵维宗论脉，心肺在上，为浮为阳。肝肾在下，为沉为阴。脾居中州，半浮半沉，半阴半阳。意义肤浅，更属无稽。吴草庐宗《内经》取之于气口，未尽《内经》之奥。朱考亭推《内经》，求之于遍身，未达《内经》之专。若二李者濒湖、士材将前人所流传之脉，依样画葫芦，演成诗句，字字晓畅。叔和而后，幸有传人，究未得平脉诀，医无权度，殊失《内经》以平人定脉之旨。是编撰之前哲，虽则别开生面，实亦不过发明《内经》及《难经》《脉经》之义云尔。

【点评】周氏重视脉诊的渊源及发展，道明脉诊始于《内经》，详于《难经》，发扬于《脉经》，而此书的目的是"极力将经文阐发明晰，以辨宋、明改撺之非"，其深研《内》《难》旨奥，从中得到启发，在临床中验证、鉴别、总结、创新，《三指禅》应运而生。

---

① 微蕴：精深的含义。
② 窥测：指窥探揣测。
③ 咸：普遍都，全部。《说文》：咸，皆也，悉也。

定脉部位

晦庵①朱子跋②郭长阳③医书云：予尝谓古人之于脉，其察之固非一道矣。然今世通行，惟寸、关、尺之法为最要，且其说具于《难经》之首篇，则亦非凭空结撰④也。故郭公此书，备载其语，而并取丁德用⑤密排三指之法以释之。夫《难经》蔓乎尚已，至于丁德用之法则，余窃意诊者之指有肥瘠，病者之臂有长短，以是相求，或未为定论也。盖尝考经之所以分尺寸者，皆自关而前却是。则所谓关者，必有一定之处，亦若鱼际、尺泽之可以外见而先识也。然考诸书，皆无的论，惟《千金方》内，以为寸口之处，其骨自高，而关尺由是而却取焉。则其言之先后，位之进退，若与经文相合。独俗间所传《脉诀》，五七韵语，其词浅陋，非叔和本书明甚，乃能直指高骨为关，而分其前后，以为尺寸阴阳之位，似得《难经》本旨。余非精于道者，不能有以正也，姑附于此，以俟⑥明者而折衷焉。按《内经》十八卷，即三坟⑦古书，既未经孔子删定，复未经朱子集注，医喙⑧争鸣，互

---

① 晦庵：朱熹（1130—1200），字元晦，又字仲晦，号晦庵，晚称晦翁，谥文，世称朱文公。宋代理学家，为儒家学派著名代表人物之一。

② 跋（bá 拔）：一般写在书籍、文章、金石拓片等后面的短文，内容大多属于评介、鉴定、考释之类。

③ 郭长阳：原名郭雍，号白云，医学家，理学家，1181 年著《伤寒补亡论》。

④ 结撰：结构撰述。

⑤ 丁德用：宋代针灸家，济阳（今山东省济阳县）人，著《难经补注》5 卷。

⑥ 俟（sì 四）：等待。

⑦ 三坟：伏羲、神农、黄帝之书，谓之以"三坟"，可作古书解释。坟，指当时的图书载体和文字载体是用土制成。

⑧ 喙（huì 会）：嘴，借指人的嘴。

相排诋，分门别户，莫知适从。独指高骨为关，以定尺寸，得朱子之跋，而脉之部位始得其准。

寸尺解

高骨为关，从关至鱼际得一寸脉浮九分，而寸以名；从关至尺泽得一尺脉见一寸，而尺以名。以关为间隔，而尺寸不得混为一家。合寸、关、尺为三部，其解最为直捷，不得曲为分晰。

【点评】寸口脉，即今之桡动脉，该处皮薄脉浅，便于按取，名之曰寸口，是因脉动在鱼际穴后约一寸而得名。寸口又分三部，即寸关尺。《脉经·分别三关境界脉候所主第三》指出："从鱼际至高骨，却行一寸，其中名曰寸口。从寸至尺，名曰尺泽，故曰尺寸。寸后尺前，名曰关。"明代李时珍为了方便记忆，编成歌诀"掌后高骨（即桡骨茎突处），是谓关上，关前为阳（寸），关后为阴（尺）"。

六部脉解

六部之脉，候之寸、关、尺，出于《脉要精微篇》。左寸以候心，左关以候肝，左尺以候肾；右寸以候肺，右关以候脾，右尺以候命门，以明六部各有所属。究之候脉，分而不分，不分而分，则得诀矣。《脉经》曰：春弦夏洪秋似毛，冬石依经分节气。婀婀缓若春杨柳，此是脾家居四季。假如春脉弦，岂有肝脉弦而余脉不弦之理乎？弦则俱弦，不过言春乃肝气主事，非谓独候之左关。但得浮洪，即属心火，不必定拘左寸；但得短涩，即属肺金，不必定拘右寸；但得沉细，即属肾水，不必定拘左尺；但得和缓，即属脾土，不必定拘右关。五脏之脉分，五脏之部不分也。是以伤寒之脉，仲景一书曰浮、曰紧、曰长、曰弦、曰沉、曰微、曰伏、曰代，但统分脉之浮、紧、长、弦、沉、微、伏、代，并未专指何经。内伤之脉，叔和一书，失血宜沉细，不宜浮紧；水症宜浮大，不宜沉伏；上气宜浮滑，不宜沉数；腹痛宜沉伏，不宜浮洪；消渴宜数大，不宜虚细；咳嗽宜浮缓，不宜细数。但分脉之宜与不宜，亦不必辨其何脏，此其明白可证者也。要须知先天一点真阳之火，潜于水中，寄居两尺，在右火用事，水为之涵。火生土，是为脾土，居右关；土生金，是为肺金，居右寸。在左水用事，火为之温。水生木，是为肝木，居左关；木生火，是为心火，居左寸。自无而生有，由下而生上，各有其位而不可易者。《难经》曰：取寸口，以决五脏六腑之死生吉凶。寸口者，手太阴之动脉。《内经》曰：心脉满大，痫瘛筋挛；肝脉小急，痫瘛筋挛；肾脉小急，肝脉小急，心脉小急，不鼓皆为瘕；肾肝并沉为石水，并浮为风水。此又于部分之间，而别有会心者。分而不分，不分而分，神而明之，存乎其人。

【点评】"分而不分，不分而分"是周氏用辩证观点指导脉诊的具体体现。所谓"分而不分"，是指脉虽有四时之异，五脏之属，主病之不同等诸多可分之处，然而凭脉诊病之时须将这几方面结合起来全面考虑，不可孤立地依靠某一方面；所谓"不分而分"，则是指六部之脉存在脏腑分部的不同，不同的脉象出现在不同的部位，或不同的脉象出现于同一部位所代表的病理意义也不同，全面考虑的同时不能不注意其特殊性。

左心膻中肝胆肾小肠

右肺胸中脾胃命大肠 辨

天下之理，有不必辨者，有必欲辨者。不必辨而辨，则其理晦；必欲辨而不辨，则其理亦晦。心与小肠相表里，肝与胆相表里，肾与膀胱相表里，肺与大肠相表里，脾与胃相表里，形质既已相配，气脉自然相通。而以为大小肠之在下，不得候之于上，相为表里，则可；同居其部，则不可。易为左心膻中肝胆肾小肠，右肺胸中脾胃命大肠，亦思气类相感，有不见其端倪者。琥珀拾芥，悬空亦起；磁石吸铁，隔碍潜通。而何论大小肠之在下，心肺之在上也乎？且胸中膻中，间不能寸，小肠丙火，何得与肾水同居，大肠庚金，何得与命门同宿乎？此则不必为之穿凿而辨者也。而有不得不辨者，左肾以藏水，右肾以藏火，既已力辨其非，何以两肾俱藏水，列诸左右，独候之左尺，有是理乎？不知两肾皆藏水，即皆藏火，不过左以水为主，右以火为主耳。吾为之正其名曰：左心小肠肝胆肾膀胱，右肺大肠脾胃肾命门。

定至数

持脉之初，先看至数。欲知至数，先平己之呼吸，以己之呼吸，定人之呼吸，未尝不同。盖人之五脏不可见，所可见者，脉而已。呼出于心肺，心一至，肺一至；吸入于肝肾，肝一至，肾一至。一呼一吸，脉来四至，名一息。脾脉不见者，以土旺四季也，是为平脉。惟是邪扰于中，斯脉不得其正耳。亦有平人脉来五至而无病者。

【点评】《难经》："四难曰：脉有阴阳之法，何谓也？然：呼出心与肺，吸入肾与肝，呼吸之间，脾受谷味也，其脉在中。"《难经汇注笺正》说："呼气自内而出，由下达上，则出于上焦之阳分，故曰呼出心与肺。吸气自外而下，由上达下，则内于下焦之阴分，故曰吸入肾与肝。脾居中州，则介乎阴阳上下之交，故曰呼吸之间，亦犹言出纳之间。此只以五脏之气，互相贯注，无稍间断而言，欲以明其不可须臾不续之理。"脾脉在中，也包含脉有胃气的意思，即无论浮取、沉取各种脉象都有从容和缓的感觉。

二十七脉名目

		弦弱	濡牢
	微细		
浮沉		滑涩	洪伏
缓	虚实		
迟数		芤革	结促
	长短		
		紧散	动代

诀以缓为极平脉，余二十六为病脉。定清缓脉，方可定诸病脉；精熟缓脉，即可以知诸病脉。脉之有缓，犹权度之有定平星也。刘介卿评诊家和缓，即吾儒之时中，古之名医命名和缓者，明有取义。

缓

和缓也。张太素曰：应指和缓，往来甚匀。杨元操曰：如初春杨柳舞风之象。

四至调和百脉通，浑涵元气此身中。
消融宿疾千般苦，保合先天一点红。
露颗圆匀宜夜月，柳条摇曳趁春风。
欲求极好为权度，缓字医家第一功。

不浮不沉，恰在中取；不迟不数，正好四至。欣欣然、悠悠然、洋洋然，从容柔顺，圆净分明。微于缓者，即为微；细于缓者，即为细。虚实长短、弦弱滑涩，无不皆然。至于芤革紧散、濡牢洪伏、促结动代，以缓为权度，尤其显而易见者也。

有胃气者生

四时之脉，和缓为宗，缓即为有胃气也。万物皆生于土，久病而稍带一缓字，是为有胃气，其生可预卜耳。统六脉而言，不得独诊右关。

脉贵有神

无病之脉，不求神而神在，缓即为有神也。方书乃以有力训之，岂知有力，未必遂为有神，而有神正不定在有力。精熟缓字，自知所别裁。

读缓字法

焚香跌坐①，静气凝神，将缓字口诵之，心维之，手摩之，反复而详玩之，久之，缓归指上。以此权度诸脉，了如指掌。

【点评】《脉诀汇辨》曰："缓为胃气，不止于病，取其兼见，方可断证。浮缓伤风，沉缓寒湿，缓大风虚，缓细湿痹，缓涩脾薄，缓弱气虚。"指出了缓脉是不病之脉，唯缓兼其他脉象，方可断证。周氏亦认为平人之脉即缓脉，其象为"不浮不沉，恰在中取；不迟不数，正好四至……从容柔顺，圆净分明"，又有"柳条摇曳趁春风"之感。故论脉立"缓脉"为标，其余26种为病脉，认为脉之至数，有胃无胃，有神无神，皆须以缓脉为权度，用以为衡量诸病脉的标尺。故谓"缓字医家第一功"，熟玩缓脉，是医家诊脉的基本功。

四时平脉

天地之气，分寄四时，化生万物。故春木、夏火、秋金、冬水，皆乘其令以分司，独土则通旺于四季。分阴分阳，迭用柔刚，盖言平也。人得天地之气以生，而脉即与之为比附。春为肝木，脉弦；夏为心火，脉洪；秋为肺金，脉毛；冬为肾水，脉石。惟胃气属土，其脉

---

① 跌坐：佛教徒盘腿端坐，左脚放在右腿上，右脚放在左腿上。

从容和缓，散布于弦洪毛石，以默运于春夏秋冬，浑沦①元气，流畅贯通，生生不已，平孰甚焉。如春肝宜弦，弦而缓者，若风飐②柳梢，抑扬③宛转。夏心宜洪，洪而缓者，若活火烹茶，薰灼舒徐④。秋肺宜毛，毛而缓者，若拣金砂砾⑤，渐次披搜。冬肾宜石，石而缓者，若水泽腹坚，徐形绉透。四季脾胃用事，厥脉宜缓，不问可知，此平脉所以获生也。盖平者，和也，所以和其脉，使无急躁也；平者，准也，所以准其脉，使无偏胜也。以缓平之，而后四时之脉，得其平耳。夫缓即胃气，原秉天生地成，与诸脉互相主辅，而不可须臾离焉者，《经》所云春弦、夏洪、秋毛、冬石，皆以胃气为本，诚得诊脉之大宗也。惜医不知察，囫囵⑥读过，毫无心得。未知有胃气者，为平为生；无胃气者，为病为死。遂使一成不易之理，徒蓄千载莫破之疑。余因揭而论定，以著是编。

【点评】四时平脉，春弦、夏洪、秋毛、冬石。四时以胃气为主，弦、洪、毛、石之中有一种冲和神气是为胃气，为平脉也。凡诊，须先识时脉、胃气脉与脏腑平脉，然后及于病脉。时脉者，谓春三月俱带弦，夏三月俱带洪，秋三月俱带浮，冬三月俱带沉。胃脉者，于脉中见和缓是也。脏腑脉既平，胃脉和又应四时，乃无病者也。反此病矣。

---

① 浑沦：形容浑沌不清。
② 飐(zhǎn 展)：风吹物使颤动。
③ 抑扬：高低起伏，多指音调、文章的气势等。
④ 舒徐：从容不迫。
⑤ 砂砾(lì 利)：指砂和砾石的混合物。砂，同沙，非常细碎的石粒；砾，小石，碎石。
⑥ 囫囵(hú lún 胡伦)：整个儿，完整的。比喻对事物不加分析思考。

浮、沉、迟、数四大纲

立缓为标。言平脉，既统该乎弦、洪、毛、石；提病脉，先分著于浮、数、迟、沉。而二十二脉之旁见侧出者，无不寓于其中，举其纲而目自见。

浮《脉经》曰：举之有余，按之不足。崔氏曰：如水上漂木，主表。

浮从水面悟轻舟，总被风寒先痛头。

里病而浮精血脱，药非无效病难瘳。

浮紧伤寒，浮虚伤暑，浮数伤风，浮迟伤湿。亦有里病脉浮者。浮而云腾蜃①起，多属阴虚；浮而绵软葱空，半由失血；浮而月荡星摇，预知精败；浮而羽铩②毛散，可卜神消。

沉《脉经》曰：重手按至筋骨乃得。杨氏曰：如石沉水底，主里。

沉居筋骨有无疴，着骨推筋仔细摩。

有病而沉兼别脉，沉而无病世人多。

沉迟痼冷，沉数内热，沉滑痰积，沉紧冷痛。多有无病脉沉者。沉居命脉悠长，足征寿考③；沉居肾脉恬静，咸颂仁人；沉居关脉调

---

① 蜃(shèn 甚)：中国神话传说中的一种海怪，形似大牡蛎（一说是水龙）。

② 铩(shā 杀)：摧残，伤残。

③ 寿考：年高；长寿。

匀，允称秀士；沉居寸脉圆活，定是名姝①。

迟《脉经》曰：一息三至，去来极慢。迟为阳不胜阴，脉来不及。

迟惟三至欲亡阳，好与医家仔细详。

总是沉寒侵脏腑，只宜温药不宜凉。

浮迟表寒，沉迟里寒，有力积寒，无力虚寒，未有无寒脉迟者。迟为内病壅阏，温养阳刚；迟为外病侵凌，温消阴翳；迟为缓病缠绵，温补元气；迟为急病驰骤②，温散客邪。

数《脉经》曰：一息常数六至。《素问》曰：脉流薄疾。数为阴不胜阳。

数脉为阳至倍三，脉中数脉实难谙。

而今始识诸般数，嘱咐医人莫乱探。

五行之中，金木水土，各居其一，维火则有二。而推其火之类，不特本经之火。海枯被火，则为肾火；榆能生火，则为肝火；石可取火，则为肺火；壤内藏火，则为脾火。不止有二，而有六矣。而充其火之尽，不特当时之火。风热而炽，则为风火；寒郁而热，则为寒火；暑伤而温，则为暑火；湿积而蒸，则为湿火；燥过而枯，则为燥火。是内有六，外亦有六矣。而穷其火之变，不独五运六气之火，又有无根之火，痰结之火，血燥之火，莫可名状、莫可纪极之火。综此以观，无病不有火，无火不脉数，无药不可以治数。君火而数，芩连

---

① 名姝：著名的美女。
② 驰骤：驰骋。

固为折火之正敌；相火而数，桂附亦为归火之灵丹。脾倦生火，数非参芪莫疗；肝盛生火，数惟柴芍可除。数缘肾虚，两地滋阴，不必降火；数由肺损，二冬泄热，即以清金。解痰火之数，惟恃①法夏；润血燥之数，须用当归。伤风发热，可以去风，即可以治数，防风、羌活；伤寒发热，于焉去寒，即于焉治数，麻黄、桂枝。疗暑热之数脉，焦术、川乌，极为妙品；调湿热之数脉，苍术、黄柏，实有神功。阿胶养秋燥之金，脉数自减；元参泄无根之火，脉数以除。区别内外，分晰经络，以脉证病，以病证脉，斯得之矣。安得有心人，与之谈数脉哉！

【点评】虽云浮脉主表，沉脉主里，迟脉属阴，数脉属阳。但无论内伤或外感的病变，都可出现浮、沉、迟、数的脉象。外感见浮脉，反映病邪在经络肌表部位，卫阳抵抗外邪，脉气鼓动于外，应指而浮；内伤见脉浮，多为精气不足，阳气虚浮，不能内守。外感见沉脉，多为感冒初期，寒邪深入，紧束于里，一时不能发越的缘故；内伤见脉沉，多为阳虚气陷，或气血内困，有所积滞。外感见迟脉，多为阳失健运，脏气不充，邪气留滞的阴证；内伤见脉迟，多为元气大虚，阴寒冷积。外感见数脉，多为邪热在表的阳证；内伤见脉数，多为里热炽盛。而且，临床脉象往往不只一脉独见，常常互相兼见，如浮数是表热，沉数是里热；浮迟是虚寒在表，沉迟是冷结在里。脉理浩繁，故把浮、沉、迟、数4种脉象概括为众脉的一个提纲，加以分析，以了解病证在表在里，属阴属阳，并能引申而触类旁通。

---

① 恃：依赖；凭仗。

对待总论

人之一身，不离阴阳；而见之于脉，亦不离阴阳。浮、沉、迟、数，阴阳相配之大者也，举其余而对待训之。事以相形而易明，理以对勘而互见。

微与细对

微为阳弱欲绝，细乃阴虚至极，二脉实医家剖别阴阳关键，最宜分晓，故继浮、沉、迟、数后，举以为对，以冠诸脉。

微

微脉有如无，难容一吸呼。

阳微将欲绝，峻补莫踟蹰①。

轻诊犹见，重按全无。黄芪白术，益气归元；附片干姜，回元反本。

细

细脉一丝牵，余音不绝然。

真阴将失守，加数断难痊。

举之极微，按之不绝。天麦二冬，清金生水；生熟两地，滋阴养阳。

---

① 踟蹰（chí chú 迟除）：徘徊；心中犹疑，要走不走的样子。

虚与实对

二脉举按皆得，而刚柔异质。实为邪气实，虚乃本气虚。

虚

虚脉大而松，迟柔力少充。

多因伤暑毒，亦或血虚空。

迟大而软，按之无力。按：《脉经》言：隐指豁空。非是。诸脉中，惟芤、革二脉言空，以虚脉而言空，能别乎革，难别乎芤。《濒湖》曰：脉虚身热，为伤暑，亦主血虚。

实

实脉大而圆，依稀隐带弦。

三焦由热郁，夜静语犹颠。

浮沉皆得，长大带弦。按：《脉经》言：应指幅幅然。非是。幅幅，坚实貌，乃牢紧脉，非实脉也。伤寒胃实谵语，或伤食气痛。

长与短对

寸、关、尺为脉本位，长则过乎本位，短则不及本位。欲辨长短，先明本位。

长

长脉怕绳牵，柔和乃十全。

迢迢过本位，气理病将痊。

按：长而牵绳，阳明热郁；长而柔和，病将解矣。朱氏曰：不大不小，迢迢自若。言平脉也。《经》曰：心脉长，神强气壮；肾脉长，蒂固根深。

短

短脉部无余，犹疑动宛如。

酒伤神欲散，食宿气难舒。

按：短与动为邻，形与动实别。动则圆转如豆，短则濡滞而艰。《濒湖》曰：短而滑数酒伤神。杨氏曰：短脉为阴中伏阳，三焦气壅，宿食不消。

弦与弱对

脉而弦，脉之有力者也，雄姿猛态，可以举百钧；脉而弱，脉之无力也，纤质柔容，不能举一羽。

弦同一弦也，在肝经则泻之，攻之；在胆经则和之，解之。

弦脉似张弓，肝经并胆宫。

疝癫癥瘕疟，象与伤寒同。

《素问》曰：脉端直以长。《刊误》曰：从中直过，挺然指下。按：弦属肝胆经，疝癫癥瘕疟，肝胆经病。肝胆经有泄无补。

弱

弱脉按来柔，柔沉不见浮。

形枯精日减，急治可全瘳。

《脉经》曰：极软而沉，按之乃得，举手无有。弱宜分滑涩，脉弱以滑，是有胃气，清秀人多有此脉，脉弱而涩，是为病脉。

滑与涩对

脉之往来，一则流利，一则艰滞，滑涩形状，对面看来便见。

滑

滑脉走如珠，往来极流利。

气虚多生痰，女得反为吉。

沈薇垣曰：滑主痰饮，浮滑风痰，沉滑食痰，滑数痰火。亦有呕吐、蓄血、宿食而脉滑者。万氏云：脉尺数关滑而寸盛，为有胎。

涩

涩脉往来艰，参差应指端。

只缘精血少，时热或纯寒。

《脉经》云：涩脉细而迟，往来艰，短而散，或一止复来。《素问》云：参伍不调。按：血不流通，故脉往来艰滞。

芤与革对

同一中空，而虚实分焉。虚而空者为芤，实而空者为革。悟透实与虚，旁通芤与革。

芤

芤字训慈葱，中央总是空。

医家持拟脉，血脱满江红。

戴同父曰：营行脉中，脉以血为形。芤脉中空，血脱之象也。

革

革脉惟旁实，形同按鼓皮。

劳伤神恍惚，梦破五更遗。

按：革主亡精，芤主亡血。《脉经》言均为失血之候，混淆莫别。不过革亦有亡血者。

紧与散对

松紧聚散，物理之常。散即松之极者也，紧即聚之极者也。紧如转索，散似飞花。紧散相反，形容如生。

紧

紧脉弹人手，形如转索然。

热为寒所束，温散药居先。

诸紧为寒为痛。人迎紧盛，伤于寒；气口紧盛，伤于食。腹痛尺紧，中恶浮紧，咳嗽沉紧，皆主死症。按浮紧宜散，沉紧宜温。

散

散脉最难医，本离少所依。

往来至无定，一片杨花飞。

柳氏云：无统纪，无拘束，至数不齐，或来多去少，或去多来少，涣散不收。

濡与牢对

浮之轻者为濡，平沙面雨霏千点；沉之重者为牢，锦匣里绵裹一针。

濡

濡脉按须轻，萍浮水面生。

平人多损寿，莫作病人评。

《脉经》曰：濡脉极软而浮，如帛在水中，轻手乃得，按之无有。按：濡主血虚之病，又主伤湿，平人不宜见此脉。《濒湖》曰：平人若见似无根。

牢

牢脉实而坚，常居沉伏边。

疝癫犹可治，失血命难延。

《脉经》曰：似沉似伏，实大弦长。仲景曰：寒则牢坚，有牢固之象。按：牢长属肝，疝癫肝病，实病见实脉，可治。扁鹊曰：失血脉，脉宜沉细，反浮大而牢者，死。虚病见实脉也。

洪与伏对

浮之最著者为洪，水面上波翻浪涌；沉之至隐者为伏，石脚下迹遁踪潜①。

洪

洪脉胀兼呕，阴虚火上浮。

应时惟夏月，来盛去悠悠。

---

① 迹遁踪潜：指隐藏踪迹。遁、潜，隐藏；迹、踪，踪迹。

《经》曰：诸腹胀大，皆属于热。呕，初起为寒，郁则为热。《经》曰：诸逆上冲，皆属于火。阴虚阳盛，脉多洪。惟夏日应时。《濒湖》曰：拍拍而浮是洪脉。《素问》曰：来盛去衰。

伏

伏脉症宜分，伤寒酿汗深。

浮沉俱不得，着骨始能寻。

伤寒一手伏，曰单伏；两手伏，曰双伏。乃火邪内郁，不得发越，阳极似阴，故脉伏，必大汗而解。又有夹阴伤寒，先有伏阴在内，外复感寒，阴盛阳衰，四肢厥逆，六脉沉伏，须投姜、附，灸关元，脉乃出。按：二症极宜分。

结与促对

迟而一止为结，数而一止为促。迟为寒结，则寒之极矣；数为热促，则热之至矣。

结

结脉迟中止，阳微一片寒。

诸般阴积症，温补或平安。

越人曰：结甚则积甚，结微则积微。浮结内有积病，沉结内有积聚。

促

促脉形同数，须从一止看。

阴衰阳独甚，泄热只宜寒。

《濒湖》曰：三焦郁火炎炎盛，进必无生退有生。按：促只宜泄热除蒸，误用温补，立见危殆。

动与代对

动则独胜为阳，代则中止为阴。动代变迁，阴阳迭见。

动

动脉阴阳搏，专司痛与惊。

当关一豆转，尺寸不分明。

《脉经》曰：动乃数脉见于关，上下、无头无尾，如豆大，厥厥动摇。仲景曰：阴阳相搏名曰动。阳动则汗出，阴动则发热。《濒湖》曰：动脉专司痛与惊，汗因阳动热因阴。

代

代脉动中看，迟迟止复还。

平人多不利，惟有养胎间。

结促止无常数，或二动一止，或三五动一止即来。代脉之止有常数，必依数而止，还入尺中，良久方来。滑伯仁曰：若无病羸瘦，脉代者危。有病而气不能续者，代为病脉。伤寒心悸脉代者，复脉汤主之。妊娠脉代者，其胎百日。代之生死，不可不辨。

脉诀真诠 余心脉学，未得其门，因货殖湘江，读《三指禅》而恍然，权衡之余，仍习旧业。双泉罗锡恒读。

【点评】周氏论病脉，既强调"浮沉迟数"为脉之四纲，继承前人论脉之主要思想，更将 26 种脉象采取阴阳对比的方法，分为 13 对论述。四纲脉分为 2 对，即浮与沉、迟与数。其余 22 脉分为 11 对，即微与细对、虚与实对、长与短对、弦与弱对、滑与涩对、芤与革对、紧与散对、濡与牢对、洪与伏对、结与促对、动与代对，这样一浮一沉，一虚一实，对待互举，且各种脉象的脉诀五七韵语，达到简捷、易记易颂易掌握的目的。使"心中了了，指下难明"的脉学理论更明了清晰，易于理解运用，也正如他所谓"事以相形而易明，理以对勘而互见"。

奇经八脉

本来督任一身中，寻得仙源有路通。

剖别阴阳维跷界，调冲运带鼎炉红。

八脉者，督脉、任脉、阳维、阴维、阳跷、阴跷、冲脉、带脉是也。以其不拘于经，故曰奇。督、任、冲起于会阴穴，一源而三脉。督脉由长强穴贯脊上行，过巅顶，至龈交而止，为阳脉之总督，故曰阳脉之海。任脉上行脐腹，过咽喉，至承浆而止，为阴脉之承任，故曰阴脉之海。阳维起于诸阳之会，由外踝之金门穴，而上行于卫分。阴维起于诸阴之会，由内踝之筑宾穴，而上行于营分。夫人身之经络繁密，二脉能于阴交阳会之间，加一紧缚，举纲齐目，而阴阳斯得维持之力。阳跷之脉，起于足跟，循外踝上行于身之左右。阴跷之脉，起于足跟，循内踝上行于身之左右，所以使机关之跷捷也。冲脉前行于腹，后行于背，上行于头，下行于足，凡筋骨肌肉，无处不到，十二经络上下之冲要，故曰十二经络之海。带脉横围于腰，状如束带，所以总束诸脉。医家知乎八脉，则十二经、十五络之旨得矣；修炼家知夫八脉，则龙虎升降、元牝幽微之窍妙，于此入其门矣。养生者无事之暇，撮起督脉，循尾闾夹脊双关，上行脑顶，下通乎任，循环无端，终而复始，久久调习，二脉贯通如一脉矣。人身元阳之气，自下而生者，亦自下而竭。督任相联，转运不已，有其生之，断难竭之，而寿有不稳固者乎？鹿顾尾闾①，能通督脉；龟纳鼻息，能通任脉。二物俱得长寿，有明征矣。提督而上行也，阴阳维跷，随督而升；通任而下行也，阴阳维跷，随任而降。一升一降，阴阳维跷，亦得为之疏畅。由是从会阴穴起，上至天，下至渊，所以运其冲也；从季肋穴起，左转三十六，右回三十六，所以运其带也。第②见营卫和而颜色日以滋润，机关利而手足日以轻捷。三百六十骨节，节节光莹；八万四千毛窍，窍窍亨通。血不蹇涩，气不停滞，六淫不得而干之，七情不得而伤之。却病延年之方，未有过于此者。何必采商山之芝，贮铜盘之露，而后永其寿乎！从知紫府长生诀，尽在奇经八脉中。《参同契》曰：北方河车，即此法也。循而习之，疏经畅脉，可以养生；进而求之，还精摄气，可以延年；神而明之，进火退符，可以夺丹。仙经所传，抽铅添汞，降龙伏虎，擒乌捉兔，霏雪产莲，无不寓于其中。浅者得之为浅，深者得之为深。

静照无知山人曰：鉴破混沌③。

【点评】奇经八脉者，阴维也，阳维也，阴跷也，阳跷也，冲也，任也，督也，带也。阳维主一身之表，阴维主一身之里，以乾坤言也；阳跷主一身左右之阳，阴跷主一身左右之阴，以东西言也；督主身后之阳，任、冲主身前之阴，以南北言也；带脉横束诸脉，以六合言也。奇经八脉交错循行分布于十二经之间，沟通十二经脉之间的联系，对十二经气血有蓄积和渗溉调节作用。

① 尾闾：经穴名，长强穴别称。
② 第：但。
③ 混沌：形容思想模糊不清，不分明。

脏腑说

人身一太极也。静而生阴，则为五脏；动而生阳，则为五腑。一动一静，互为其根。吸门内气管所系，手太阴肺、手少阴心，居于膈上；足太阴脾、足厥阴肝、足少阴肾，居于膈下。脏数五，其形象地，静而得方。食管所系，足阳明胃、手太阳小肠、手阳明大肠，一路贯通。足太阳膀胱_{有下口而无上口}、足少阳胆_{有上口而无下口}，两腑对照。腑数五，其气象天，动而行健。手少阳三焦、手厥阴心包络，有经无形。以五脏位置言：离为心火，居南；坎为肾水，居北；坤为脾土，居中；肝不全居左，而震为肝木，居左，气自行于左；肺本不居右，而兑为肺金，居右，气自行于右。以五腑位置言：初以胃，统纳水谷；次以小肠，分清水谷；于是大肠消其谷，膀胱渗其水，胆则司其事。以阴阳匹配言：心与小肠合，丁丙共宗；肺与大肠合，辛庚一本；脾与胃合，己戊伴居；肝与胆合，乙甲同体；肾与膀胱合，癸壬并源；包络与三焦合，营卫相亲。以阴阳交媾言：三阴从天降，手太阴肺、手少阴心、手厥阴心包络，列之于上；三阳从地升，手阳明大肠、手太阳小肠、手少阳三焦，列之于下。其中脾阴胃阳、肝阴胆阳、肾阴膀胱阳，更迭相济。以脏腑经络言：手之三阴，从脏走手_{手太阴肺，从中府而走手大指之少商；手少阴心，从极泉而走小指之少冲；手厥阴心包络，从天池而走手中指之中冲}；手之三阳，从手走头_{手阳明大肠，从手大指商阳，而走头之迎香；手太阳小肠，从手小指而走头之听宫；手少阳三焦，从手四指关冲，而走头之丝竹}，所以肺、心、包络、大小肠、三焦，皆称之曰手。足之三阳，从头走足_{足太阳膀胱，从头睛明，而走足小指之至阴；足阳明胃，从头头维，而走足次指之}

厉兑；足少阳胆，从头瞳子髎，而走足四指之窍阴；足之三阴，从足走腹足太阴脾，从足大指隐白，而走腹之大包；足少阴肾，从足心涌泉，而走腹之俞府；足厥阴肝，从足大指大敦，而走腹之期门，所以膀胱、胃、胆、脾、肾、肝，皆称之曰足。以阴阳多少言：太阴、太阳为正，少阴、少阳次之，厥阴阴尽也、阳明并左右之阳，两阳合明也又次之本王启元《内经注》。肺、脾得正阴之气，以太阴称，心、肾属少阴，包络与肝，则厥阴矣。受阴气，以是为差。膀胱、小肠，得正阳之气，以太阳称，三焦与胆，属少阳，胃与大肠，则阳明矣。受阳气，以是为差。以脏腑功用言：主宰一身者心，而小肠为受盛之官；宣布万事者肺，而大肠为传导之官；谋胜千里者肝，而胆为决断之官；颐养四体者脾，而胃为仓廪之官；精贯百骸者肾，而膀胱为津液之官，三焦为气之父，包络为血之母。夫一脏一腑，五脏而称六腑者，以三焦属腑，故言六腑。然三焦属腑，而称六腑，包络属脏，宜亦可称六脏。由斯而论，言六腑，必言六脏；言五脏，只可言五腑，以合天地之数。何必参差其说，而言五脏六腑哉！缕陈①脏腑，灿然②可考，而有不离乎脏腑，亦不杂乎脏腑，非形象之可绘，言语之可传者，妙在元关一窍。

【点评】脏腑，是内脏的总称。古人称为"藏象"，藏，藏于内，即内脏；象，是征象或形象，意指内脏生理、病理所表现于外之征象。周氏言"人身一太极也。静而生阴，则为五脏；动而生阳，则为五腑"，与中医常讲之"六腑"似不相符。然言"六腑"，是强调腑之本身；说"五腑"，是强调"腑"和"脏"的配属关系。故曰："夫一脏一腑，五脏而称六腑者，以三焦属腑，故

---

① 缕陈：详细陈述。
② 灿然：形容明亮。

言六腑。然三焦属腑，而称六腑，包络属脏，宜亦可称六脏。由斯而论，言六腑，必言六脏；言五脏，只可言五腑，以合天地之数。何必参差其说，而言五脏六腑哉！"

命门提要 详后论中

人身以命门为本，而论命门者，不一其处。止此坎为水，一言尽之。盖坎阴包乎阳，一言水而火在其中，如必象坎之形，两边一画为阴，中间一画为阳，则拘矣。独不闻画前原有易乎！

三焦辨

《难经》注三焦，一则曰：有名无形，与手厥阴相表里。再则曰：有名无形，其经属手少阳。词旨极为明白。叔和定《脉经》，因之以立论，可谓善于祖述矣。辨《脉诀》者，不求甚解，以为明有其经，又曰无其形，自相矛盾，为此不经之谈。而有为之原者，《脉诀》出于六朝高阳生，假名伪撰，叔和《脉经》中决不为此语。不知叔和实根于《难经》，《脉诀》亦未背乎叔和，辨之者愦愦①，而辨原之者亦冥冥②。而原读《难经》者，将三焦对诸脏腑读之，涣然冰释③矣。肾之形如豇豆，而三焦之形何似？脾之形如马蹄，而三焦之形何类？心之

---

① 愦愦：指烦乱，纷乱。
② 冥冥：愚昧无知；昏昧。
③ 涣然冰释：形容矛盾、风波完全消除。出自《老子》："涣兮若冰之将释。"

形如莲苞，而三焦之形何若？肺六叶而形如华盖，肝七叶而形如甲拆，三焦亦有叶可数，形可拟乎？五腑无不皆然。经则起于关冲，终于丝竹，凡二十三穴，左右四十六穴，岂不有名无形，而行经于上、中、下乎？究其源，滥觞于宋儒，将高阳生一辟庞安常，倡其端而指其瑕，戴同父和其说而辨其谬。厥①后一派名流，俱以耳读书而不以心读书，凡《脉诀》之本于《灵》《素》《难经》，微词奥旨，有难晓者，概归于高阳生之僭②拟。高阳生阳受其贬，阴实受其褒。夫高阳生立七表、八里、九道之目，而遗数脉，其罪实无可逃。其余不过文不雅驯③，荐绅先生难言之，而乃于词之晓畅者，亦谓高阳生杜撰，高阳生不应受如是之诬。学未深造而轻议古人，多见其不知量也。考三焦之功用，乃人身最关要之腑，如天地之三元总领五脏、六腑、营卫、经络之气，而为诸气之宗。以其资生于肾，与肾合气，肾为原气之正，三焦为原气之别，并命门而居，候脉者，亦候之右尺，可谓深知经脉者。余谓不然，上焦主内而不出，其治在膻中；中焦主腐熟水谷、其治在脐旁；下焦主出而不内，其治在脐下一寸。既平列上、中、下三焦，候脉自宜候寸、关、尺三部。

　　超超元著不减江上峰青。玉田刘东府评。

心包络辨

　　《灵兰秘典》称心为君主，《二十五难》称包络为心主。盖心是有

---

① 厥：其。
② 僭(jiàn 见)：超越本分，古代指地位在下的冒用在上的名义或礼仪、器物。
③ 雅驯：指文辞优美，典雅不俗。

形之君，包络是无形之主。柱下吏云：常有欲以观其徼，常无欲以观其妙徼，如游徼之徼。中边洞彻，无所不周。惟朕兆甫萌，端倪乍露，乃能灼见其真，故必于常有时观之。妙，如元妙之妙。宇宙洪荒，无所不包，惟机关未启，意念未兴，始可洞观其质，故必于常无时观之。亦仿佛无名天下地之始，有名万物之母之言。后世梁王份对高祖曰：陛下应万物为有体，至理为无。盖暗合此意耳是也。宋元《脉诀》，不知仿自何人，因包络动则喜笑不止，与十二官内膻中喜乐出焉相吻合，遂以包络即膻中。亦思膻中为臣使之官，君臣大义，名分森然，何以止知读下一句而不知读上一句乎？且将包络绘其图于简编，独不闻心主与三焦相表里，俱有名无形，何以能知著《脉诀》，而不知读《难经》乎？包络之经，虽起膻中，以无职统众职，尊卑原自攸分。心有形，心主无形，天下惟无形者，其用最神。所以君主无为，心主用事，空空洞洞之中天至地，八万四千里，空空洞洞；人心至肾，八寸四分，空空洞洞，总视心主何如耳。心主泰然，志气日以清明，义理日以昭著。仰无所局①于天之高，俯无所踏于地之厚。率性而行，梦寐亦形其畅适于以想见。箪瓢陋巷②之回，春风沂水③之点焉。心主愦然，物欲莫辞其憧扰，精神莫定其从违。未尝临深，而若临渊将陨；未尝登高，而若登山将崩。任情而动，宴安亦露其张皇于以想见。困石据藜之象，噍杀④啴缓⑤之音焉。余用是而知天地之道，其犹橐⑥籥⑦乎，无底曰橐，

---

① 局：屈曲不舒展。

② 箪(dān 丹)瓢陋巷：一箪食物，一瓢汤水。形容生活简朴，安贫乐道。箪，古代盛饭的圆形竹器；瓢，古代装水的小容器。

③ 春风沂水：原意是大人和儿童在沂水洗澡，在舞雩台上吹吹风。指放情自然，旷达高尚的生活乐趣。

④ 噍(jiào 叫)杀：声音急促，不舒缓。《礼记·乐记》："是故志微，噍杀之音作，而民思忧。"

⑤ 啴(tān 滩)缓：柔和舒缓。

⑥ 橐(tuó 驼)：古代的一种鼓风吹火器。

⑦ 籥(yuè 月)：同"龠"，古代通风鼓火器上的管子。

有窍曰篇，中间一窍，无人摸着，指心包络也。解悟此窍璇玑，立跻天仙地位。其候脉也，菩提本无树，明镜亦非台。《传灯录》：五祖宏忍大师欲求法嗣，令寺僧各述一偈，时有上座神秀者，众所宗仰，于壁上书曰：身是菩提树，心如明镜台。时时勤拂拭，莫使惹尘埃。六祖慧能，时为行者，闻之曰：美则美矣，了则未了。至夜潜书一偈于秀偈旁曰：菩提本无树，明镜亦非台。本来无一物，何处惹尘埃。五祖见之，嗣遂定。有非《灵》《素》《难经》之所及者，请读无字之经《梵典》：南土遣使诣西竺取经，国王将经秘函给使者，还至中途，开视书中，并无一字，因复至西竺，国王笑曰：吾念南土至诚，不惮跋涉，故将上乘无字经给发，岂知止知读有字之经，不知读无字之经。故南土所传，皆有字下乘经。

反关脉解

寸口为脉之大会，诊家于此候吉凶死生。间有脉不行于寸口，由肺列缺穴斜刺臂侧，入大肠阳溪穴而上食指者，名曰"反关"，非绝无仅有之脉也。人，一小天地也，盍^①观于天乎？日至为天之大经，七政为纬七政，日月五星也。二十八宿，左转为经，七政右旋而行，为纬。周行于天而迟留伏逆，凌犯交食五星与日三合会则迟；与日对冲或与日隔宫遇则留；与日同度则伏，逆亦在对冲隔宫。凡星不循常度，乱入次舍为凌犯。交食即日月蚀也，甘石氏古之掌天文之官，如《周礼》冯相、保章之类。可得而推之。若夫数应谪见，偏无侵蚀之愆《礼记》：阳教不修，谪见于天，日为之食；阴教不修，谪见于天，月为之食。食即相侵相蚀也。数应，然而竟不然者，或有他善之举，以宥其小惩；或有悔祸之机，以俟其速改。抑势之巧中其偶耳；官设祇襟^②，果验宿离之忒《周礼》：眡^③祲掌十

---

① 盍（hé 合）：何不，表示反问或疑问。
② 襟（jìn 近）：古代迷信称不祥之气；妖气。
③ 眡：古同"视"。

辉之法，以观妖祥，辨吉凶。若阴阳裹为祲，赤乌成象，镌而横刺，监而抱珥，蔽而昼暗，蒙而光蓸，白虹弥贯，云气叙列，朝隮^①日上，杂气可想。《月令》宿离不贷，宿星躔次，离星过舍，贷与贷同。设官如是，而天象果如是者，抑势之会逢其适耳。**与夫景客孛彗**景星，德星也。太平之世，则景星见。又《天官书》：天晴则景星见。客星无常次。《汉书》：子陵与光武共卧，以足加帝腹。次日，太史奏客星犯御座。孛彗，妖星也。《春秋》：昭十七年冬，有孛星入于大辰。注，孛，彗星也。《尔雅》：彗星为挽抢，注亦谓之孛。又《汉书》文颖注：孛星光芒短，其光四出，蓬蓬孛孛也；彗星光芒长，参参如扫彗也。二星似少异。**征休征咎应时而见，则势之适然者。甘石氏虽然洞悉其微，而究莫能弥缝其阙。又不观于地乎，东向为水之大汇，决汝汉而排淮泗，顺其性而导之，因其壅而疏之，禹之行其所无事也。至若弱水入于流沙，反为导水之始；黑水入于南海，实居东流之先，虽禹亦不能强之使东。但得安澜有庆，亦不必定归之于东矣。人得天地之气以生，脉会于寸口者，得天地之正者也；脉反其关者，得天地之偏者也。然偏也，非病也，均之得气以生也。其三部定位，于寸口无异。**

天文地理如数家珍，故说来耐人咀嚼。南坡居士评。

【点评】反关脉是一种生理特异的脉位，因生理性的变异或外伤等而使桡动脉反行于腕关节的背面，因而动脉的位置也相应在寸口（即桡骨）的背面。由于其背反于正常的寸关尺部位，故称"反关脉"，因其多半属于先天性桡动脉畸形，故没有什么特殊的临床意义。

---

① 隮(jī机)：登也，升也。

七表八里九道三余脉辨

浮、沉、迟、数，脉之纲领，《素问》《脉经》皆为正脉。《脉诀》立七表、八里、九道之目，而遗数脉，不辨而知其不可宗。然体裁既变乎古而明其谬，意义自当分析于今而折其衷。天地未辟，老阴、老阳用事；天地既辟，少阴、少阳用事。少阳之数七，七主天，天有七政，居地之表；少阴之数八，八主地，地有八极《淮南子》：九州之外，乃有八寅；八寅之外，乃有八纮；八纮之外，乃有八极。居天之里。阳常有余，阴常不足天包乎地，男强于女；牡健于牝，雄矫于雌。《经》曰：能知七损八益，则足以治病者，此也。天地之数，始于一而终于九，故天有九天、九星、九道之名九星：即贪狼、巨门、禄存、文曲、廉贞、武曲、破军、左辅、右弼。九道：青道二、白道二、赤道二、黑道二、合黄道而为九也。九天：《周子》：一为宗动天，二为恒星天，以下七政各一重天。又《太元经》：一中天、二羡天、三从天、四更天、五晬天、六廓天、七减天、八沉天、九成天，地则有九州、九野、九河之号。黄帝因天之象以画地之形，广轮错综，无少畸零。《易》曰：地道无成而代有终。其是之谓乎？期三百有六，旬有六日，合气盈朔虚以置闰，而后岁功成焉。人一小天地也，七表以法天，八里以法地，九道以法天地之九数，补三脉以象归奇之闰。《脉诀》分类之义，想当然耳。今举为对待，配以阴阳，岂不显背乎《脉诀》！究之万物不离乎阴阳，一物不离乎阴阳，以阴阳该之，而七表、八里、九道、余三，无不寓于其中，以俟千秋百岁，自有论定之者。

七诊辨

《脉经》曰：七诊者，一静其心，存其神也；二忘外意，无思虑也；三均呼吸，定其气也；四轻指于皮肤之间，探其腑脉也；五稍重指于肌肉之际，取其胃气也；六再重指于骨上，取其脏脉也；七详察脉之往来也。据《脉经》所说，指临时言。以余诀之，用功不在临时，而在平时。平居一室之中，内以养己，恬静虚无，一存其神，二忘其虑，三均其呼吸。沉潜于脉理之场，从容于脉理之圃。将心所存之神，意所忘之虑，鼻所出入之呼吸，尽附指头。不以心所存之神为存；而以指所存之神为存；不以意所忘之虑为忘，而以指所忘之虑为忘；不以鼻所出入之呼吸为呼吸，而以指所出入之呼吸为呼吸。以之探脏腑，取胃气，察脉之往来，无论燕居闲暇，即造次之时，颠沛之际，得之于手，应之于心矣！盖手中有脉，而后可以诊他人之脉。若平时未及揣摩，徒事口耳之学，临时从七诊分晰，心中了了，指下难明。况医当仓卒，病值危急，又何以尽七诊之法，而一无遗漏也乎？！

【点评】"七诊"为诊法术语，有以下两种含义。一指脉象。《素问·三部九候论》："察九候，独陷小者病，独大者病，独疾者病，独迟者病，独热者病，独寒者病，独陷下者病"；"七诊虽见，九候皆从者不死"。一候之中见七脉之一者，均为病脉。二指切脉七法。见《脉经》，即静心以存神；忘外以涤虑；均呼吸以定中气；轻按于皮肤之间以探其腑脉；稍重按于肌肉之间，以探其胃气；再重按于骨上，以探其脏脉；上寻鱼际，下寻尺泽，以求其终始。此处即是指切脉方法而言，周氏论脉，虽宗《内》《难》《脉经》，但对不当之处，其尽力以理论与实践而辨明是非。《脉经》所论七诊多指临时，周氏却认为七诊用功不在于临时，而在平时，以防病值危急，不能尽七诊之法。

九候解

寸、关、尺为三部，一部各有浮、中、沉三候。轻手得之曰举，候浮脉也；重手取之曰按，候沉脉也；不轻不重，委曲求之曰寻，候中脉也。三而三之为九也。浮以候表，头面皮毛外感之病也；沉以候里，脏腑骨髓内伤之病也；中以候中，中者，无过不及，非表非里，至数从容，无病可议。古帝王传心之要，所为以一中括天地之道，而立斯人身心性命之宗者，此也。古人以之为心传，吾人亦以之征心得。盖中与和通，谓其和缓而不邻于躁也；中与庸近，谓其平庸而不涉于偏也。其见诸脉，胃气居中，则生机之应也。定之以中，而浮沉朗若观火，三部九候无不了然。

【点评】寸口脉之寸、关、尺三部，每部各有浮、中、沉三候，是中医的诊脉常规，通过医者的"举、按、寻"获得丰富的脉象信息，可诊断五脏六腑，上、中、下三焦疾病。五脏部位均有高下，应指亦有深浅，随指法的轻重不同，来辨别五脏的疾病，此取法方便，临床更实用。

膻中解

两乳中间，气聚之海，名曰膻中，无经络而有其官。《经》曰：膻中者，臣使之官，喜乐出焉。余读经文而穆然思、恍然悟，人自坠地以来，未逢笑口，先试啼声。知识甫开，端倪迸露，渐渐客气浸淫，而本来流动充满之气，无复中存。百岁光阴，总是牵愁之岁月；半生阅历，哪寻极乐之寰区。所以生、病、老、死、苦，不能脱其轮回矣。如是，我闻观自在菩萨，心平气和，理直气壮。慈灯普照王勃《普慧寺碑》：宣佛镜于无方，演慈灯于已绝，统五蕴以俱空《涅槃经》：五蕴皆空。即六入之类；智炬长明梁简文帝《菩提树颂序》：智灯智炬之光，同虚空于莫限，驭十方而胥净唐太宗《圣教序》：宏济万品，典御十方。破烦恼网以慧剑《维摩经》：以智慧剑，破烦恼网，生安稳想于化城《法华经》：法华道师于险道中化作一城，疲极之众，生安稳想。广大乾坤，逍遥世界；舒长日月，容纳须弥《维摩诘经》：以须弥之高广，纳芥子中而不迫窄。昆仑山西方曰须弥山。若夫情根不断，憾种难翻。荆棘丛中，无非苦戚；葛藟藤里，绝少安闲。鼻观壅木樨之香《罗湖野录》：黄鲁直从晦堂和尚游，时暑退凉生，秋香满院。晦堂曰：闻木樨香乎？公曰：闻。晦堂曰：吾无隐乎尔。公欣然领解，心期迷梅子之熟《传灯录》：大梅和尚曰：任汝非心非佛，我只管即心即佛。马祖曰：梅子熟也。杳无妙叶梁简文帝《元圃讲颂》：树葳蕤于妙叶，那发空花梁昭明太子诗：意树发空花。然则涤偏气于往来，高悬明镜见上；涵元气于夙夜，永保灵犀义山诗：心有灵犀一点通。云蕊函开，便为清福之地；月苗杯举，别有浩洞之天陆龟蒙《道室诗》：月苗杯举有三洞，云蕊函开叩九章。克效臣使之司，允称喜乐之国。

参透禅理，道尽世情，捧读其篇，每流连三复焉。谷岭王莐读

丹田解

脐下为丹田，有活见之处，而不可以分寸计。人之动气，根于两肾，生于丹田。气足内藏，鼻息微细；气虚上奔，鼻息喘促。无气有气，有气无气，以此为辨。而名为丹田者，则非医家所能通晓，余与梯云道人_{姓谢}，字际洛，新化人。甫八岁，病染狂，所言皆蓬莱海岛之事，十四岁方瘳。十五岁发蒙，越明年，游泮①。一动一静，无不以圣贤自规，了悟山人_{姓刘，讳宗因，字群占，号济南，邵阳人。天生一种慈祥恺恻②之性，日以普渡众生为念。鬓发雪白，满面红光。梦觉道人游湘，寄书未至，预对家人白之。有可知息息相通处，未见瑶函先见形之句，}同考道于梅城雷公洞_{在城南九十里，洞窈而深，巨石摩霄，塞口一水冲破。梦觉道人循口壁凿开，为新邵通衢，约一里许。正居洞中间，傍溪献一大岩，生成考道之所。基砥而垲爽，顶锅而风藏。门面奇花异草，四时馣馤③。壁脚方床圆几，百窍玲珑。不暑不寒，常在二八月天气；有炉有灶，包含亿万劫金光。}忽一朝，谢子微笑曰：吾今知脐下为丹田，乃藏丹之所也。昨宵漏永，宝鼎浓浓_{采药于坤炉，升于乾鼎。浓浓，药苗熏蒸之象。}光透帘帏_{精光彻透帘帏，}夺得金精一点，恍兮惚兮，活见于脐下矣。余曰：水中之铅，经火一炼，化而为丹。些子机关，只可自知，余亦将有得，不堪持赠君尔。时刘子犹未悟也。谢子灵根凤植，仙骨珊珊，雅有逸鹤闲鸥之致，闻道独早，三人参究元理，得益于谢者居多，厥后刘亦勇于上进。一痕晓月东方露_{坎戊月精，晓月露者，药苗生也，}穷取生身未有时_{天地未有时，先有贞元会合之真气，而后有天}

---

① 游泮(pàn 盼)：明清科举制度，经州县考试录取为生员者就读于学宫，称游泮。
② 恺(kǎi 凯)恻：和乐恻隐。
③ 馣馤(ān ài 安爱)：香气浓郁。

地；生身未有时，先有贞元会合之真气，而后有生身。晓月露，追取先有之真气，归于生身。其所得更有过于余与谢者。桃花夙有约，同泛武陵槎。陶渊明《桃花源记》：武陵人捕鱼为业。缘溪而行，忘路之远近。忽逢桃花林，夹岸数百步，中无杂树，行到源头，山有小口，仿佛若有光。舍船从口入，其中往来种作，男女衣裳，悉如外人，黄发垂髫，怡然自乐。自云先世避秦人乱，来此绝境，不复出焉，遂与外人间隔。

桃源此去知非远，可许刘郎一问津。棣友刘旭兰评

人迎气口解

左手关前一分为人迎，右手关前一分为气口。《脉经》曰：人迎紧盛伤于风寒，气口紧盛伤于饮食。夫关前一分，即左右寸也。左寸本以候心，心非受风寒之所，而以为紧盛伤于风寒；右寸本以候肺，肺非积饮食之区，而以为紧盛伤于饮食。辗转思维，不得其解，乃今于天地运行而知之矣。天左旋，风寒为天之邪，人迎之而病，邪氛胁逼，畏风恶寒，亦见于左之上部；地无旋，地之气右旋，人身之气亦从右始，是以右之上部不名寸口而名气口。一部各分天、地、人三候，上部之地属阳明胃经，主消纳五谷，内伤饮食亦先见于右之上部。以其本位而言，则曰心与肺；以其受邪而言，则曰人迎、气口。

冲阳太冲太溪解

人之两手为见脉之所，而不知两足尤为树脉之根。冲阳动脉在足跗上五寸陷中，属阳明胃经；太冲动脉在足大指本节后三寸陷中，属

厥阴肝经；太溪动脉在足踝后跟骨间，属少阴肾经。病当危殆，寸、关、尺三部俱无，须向三脉诊之。如往来息均，尚有可生之路。试观小儿二三岁时，喜赤足，八岁好趋①，十岁好走，阳气从下而生也；五十足渐畏冷，六十步履维艰②，阳气从下而耗也。两足无脉，纵两手无恙，其命不能久留；两手无脉，而两足有脉，调治得宜，亦可挽转生机。一心应变，宏敷③济众之仁；万象回春，允副好生之德。

【点评】对于脉诊的诊察部位，周氏重视足部三诊，即冲阳、太冲、太溪三部。足部三诊时除诊察胃气外，还应注重肝、肾动脉之气，这样就可更全面地获悉生气之机，并可以此决人生死，这是周氏诊脉查病的创新点之一。

---

① 趋：指短而多的步子快步走。
② 步履维艰：指行走困难，行动不方便。
③ 宏敷：广布。

卷　二

男女尺脉异论

　　男女异质，尺脉攸①分。卜寿夭于目前，温犀②易辨《晋书》：温峤过牛渚矶，深不可测，遂燃犀角照之。须臾见水族，奇形异状，或乘车马著赤衣者。峤至夜梦人谓：日与君幽明相隔，何苦乃尔；定荣枯于指下，秦镜③难逃《西京杂记》：秦始皇有方镜，照见心胆。男脉尺藏，抱朴守真④，德寿之者；归神敛气，福禄之翁。若浮洪而短，其祸有不可胜言者。碌碌蓬庐，终日待株林之兔《列子》：野人有遇一兔，走触株林而死，辄拾以归，其后尝守株以待兔；悠悠岁月，无路看长安之花孟郊诗：春风得意马蹄疾，一日看尽长安花。而且每多斯疾之呼，膏肓莫治；定有夫人之恸⑤，命数难延。女脉尺盛，雅秀彬彬，芝香玉砌，精光炯炯，桃熟瑶池⑥。若隐伏而微，其祸又不可胜言

---

　　① 攸(yōu 优)：所，有时相当于"乃、就"，放在动词前。

　　② 温犀：典出《晋书·温峤传》燃犀温峤。相传犀角燃之可照妖，温峤尝点犀牛角来照明，后此以比喻能敏锐地洞察事物。温峤，字泰真，一作太真，太原祁县(今山西祁县)人，东晋名将，司徒温羡之侄；犀，犀牛的角。

　　③ 秦镜：亦作"秦鉴"。秦始皇宫里方镜能照见人的五脏六腑，鉴别人心的邪正。后就用"秦镜、咸阳镜"等指明镜，能分辨是非，鉴别善恶。

　　④ 抱朴守真：出《老子》，是道家学说的理论。指保持本有的纯真，不为外物所诱惑。朴，原是未经加工成器的原材料，又作本真、本性、质朴解；抱，是持守。

　　⑤ 恸(tòng 痛)：极度悲哀；大哭。

　　⑥ 瑶池：古代传说中昆仑山上的池名，西王母所居。

者。郊禋①无灵，空履②大人之迹；螟蛉③有子，徒闻象我之声。而且狮子吼于河东，乞怜处士《东坡集》：陈季常佞④佛，妻柳氏性悍，客至尝闻垢声。东坡戏之曰：龙邱居士亦可怜，谈空说法夜不眠，忽闻河东狮子吼，拄杖落手心茫然。按：狮子吼，梵书名佛声震，小说自息，犹狮子吼，群兽皆藏。犊车⑤乘于洛邑⑥，见戏相臣《妒记》：洛中王导⑦妻曹夫人性妒，导惮之，乃别营馆居妾。夫人知之，率婢持刀寻讨，导恐，飞辔⑧出门，左手攀车栏，右手提尘尾，以柄打牛。司徒蔡谟戏曰：朝廷欲加公九锡。导弗之觉，但谦退而已。谟曰：不闻余物，惟有短辕、犊车、长柄尘尾。导大怒。

【点评】《脉经》曰："从鱼际至高骨，却行一寸，其中名曰寸口，从寸至尺，名曰尺泽，故曰尺寸，寸后尺前名曰关。阳出阴入，以关为界。"尺脉在诊疗疾病中具有重要的作用，古代学者都强调尺脉的重要性，认为尺脉候肾和命门，为人之元气所在，生命攸关。然脉象男女有别，《脉经》即有"左大顺男，右大顺女"之言。一般来讲，男子右手尺脉候命门，左手候肾；女子右手尺脉候肾，左手候命门。周氏则认为男脉尺藏为福禄，浮洪短为祸；女脉尺盛为雅寿，隐浮而微为祸，未免牵强附会，不足为凭。

---

① 郊禋：因为祭神多在郊外进行，所以又称郊禋。

② 空履：破旧的鞋。

③ 螟蛉：泛指稻螟蛉、棉铃虫、菜粉蝶等多种鳞翅目昆虫的幼虫。

④ 佞（nìng 泞）：善辩，巧言谄媚。

⑤ 犊车：牛车。

⑥ 洛邑：周朝国都洛阳的古称，河南洛阳"八方之广，周洛为中，谓之洛邑"。

⑦ 王导：字茂弘，晋室南渡后，为丞相军咨祭酒，行使宰相之权。其妻曹淑，曹韶之女。

⑧ 辔（pèi 配）：驾驭牲口用的嚼子和缰绳。

痨症脉数论

病症最苦者莫如痨。《脉经》注：脉数不治。而未注明所以脉数，所以不可治之故。天一生水，天一奇数阳也，而生水则为阴矣。阴阳同宫，是一是二，解人当自分明。《难经》注：左肾以藏水，右肾以藏命门，固为传写之讹；即方书谓"两肾一般无二样，中间一点是元阳，亦是隔膜之谈。盖阴生于阳，阳藏于阴，诚有分之而无可分者。人自囫①地一声以来，有此水即隐此火，而穷通寿夭，皆决之于此。《入药镜》②崔公希范著云：惟有水乡一味铅是也。乾坤交媾罢，破乾为离，破坤为坎。铅为金丹之母，八石之祖，先天一点乾金，走入坎水中，化而为铅。由乾阳来，是为真火。水足而火之藏于水中者，韬光匿彩，而六脉得以平和；水虚而火之见于水中者，焕彩闪光，而六脉何能安静？水之包涵乎火，夫固有一滴之不可亏者。病而名痨，痨者，牢也，牢固难解之辞也，或曰：取其劳苦、劳役、劳顿之义。吾则曰：劳字从火，相火一煽，君火随之而炽，二火争焰而痨焉。盖一勺之水，煎熬殆尽，火无所附丽③，飞越于上，犯营则逼血妄行；克金则咳嗽不已；灼津液则饮食变为痰涎；蚀肌肉则形骸为之骨立④。一身之内，纯是火为之猖獗，脉之所以数也；精竭神枯，脉之所以细而数也。夫性命之理，至为微

---

① 囫（huò 或）：表示用力之声。《正字通·力部》："囫，一说梵言'囫地一声'，囫同㘱。"明·李贽《答马历山》："'囫地一声'，道家教人参学之话头也。"

② 《入药镜》：指崔希范的《入药镜》，是流传甚广的内丹修真名篇，后世又尊称为《崔公入药镜》。

③ 丽：附着。

④ 骨立：形容人形貌极为消瘦。

妙。性藏于心，命藏于肾，命即指此火也。有水，火可以引之归元；无水，火亦无所归宿_{龙雷之火，潜于水中，得温暖则藏。水冷则火升，咽痛、唇裂、口渴、面赤，投以桂附，温其窟宅①而招之，火自归乎原位，《本草》所以有桂附引火归原之语。世医不察，概施之无水并邪火之症，人之死于非命者，无冤可诉。}揆②厥由来，祸肇于《景岳》《医贯》《薛氏医案》诸书，流毒二百余年。天心仁爱斯民，亦有悔祸之机，自《慎疾刍言》③《医学汇参》④书出，而吴越之风息，自如是。我闻唤醒世人书出，而燕赵之风息，惟荆楚何辜，此风犹自盛行，**直至焰消灰尽，命亦于此尽矣。其可治乎？其不可治乎？惟愿同学君子，遇症之自内出者，稍见脉过其止，即以醇静甘寒之品养之**_{百合、熟地、枇杷叶、梨汁、童便、麦冬、桑皮、地骨皮之类。经验加味地黄汤：熟地、淮药、枣皮、泽泻、云苓、生地黄、麦冬、丹皮。百合固金汤：生地、熟地、百合、麦冬、芍药、秦归、贝母、元参、桔梗、甘草，}**无使至于数焉，诚济世之慈航也。然则，问此火离乎本位，出没无端，隐显莫测，可确指其侨寓于何处乎？余应之曰：分明香在梅花上，寻到梅花香又无。**_{拈花示众。}

静照无知山人评不刊之论⑤。

南坡居士加批结语：将时行物生鱼跃鸢飞⑥之理，经朱儒千言万语苦未分明者，一眼觑破，一口道破。奇事！快事！余著是篇，殊触当日隐憾也。年十三应童子试，见赏宗工，曾拔前茅。旅馆风霜，归患水肿，误服桂附，几濒于危。忽西江来一老医，姓聂，名广达，以乳蒸黄连服之而愈。究中桂附伤，随即吐血、咳嗽、潮热等症作矣。一室之中，调养五载，博采医书，折衷一是，惟日服甘寒之品，身体渐

---

① 窟宅：指住人的洞穴，多指神仙的住所或盗贼藏身的地方。这里借指肾脏。

② 揆(kuí 葵)：估量，揣测。

③《慎疾刍言》：清·徐大椿所著，本书着重剖析医界流弊，以期医家谨慎治疾。

④《医学汇参》：清·林枫所著，书中荟萃群言，折衷一是，以为济世之参考。

⑤ 不刊之论：比喻不能改动或不可磨灭的言论，用来形容文章或言辞的精准得当，无懈可击。

⑥ 鱼跃鸢(yuān 冤)飞：鸢，老鹰。鱼在水里游，鹰在天上飞。指万物各得其所，自由自在。

次复元，医亦稍得门径。本欲理吾旧业，以绍①箕裘②，而日夜求治者，接踵搅心，因将手泽③庋④之高阁。追寻五十年前梦，云散天空一道人。

【点评】痨症脉数，前人多有论述，如《端本堂考正脉镜》云："两寸皆数而无力者虚也，主火在上焦，或咳嗽无痰，气急作喘，夜热盗汗，劳嗽声哑，吐血衄血，或眩晕起即欲倒，皆是虚火之病。"《诊宗三昧》亦说："大抵虚劳失血，咳嗽上气，多有数脉。"痨症何以脉数？其机理如何？本论指出："盖一勺之水，煎熬殆尽，火无所附丽，飞越于上，犯营则逼血妄行；克金则咳嗽不已；灼津液则饮食变为痰涎；蚀肌肉则形骸为之骨立。一身之内，纯是火为之猖獗，脉之所以数也。"对痨症出现脉数的机制作了清晰的说明，这对辨证和治疗有很大的益处。

噎膈反胃脉缓论

余得一缓字诀，以决病之死生吉凶。凡遇噎膈反胃，脉未有不缓者，其将何以决之？余用是三思焉。因其脉之缓，而知其脾无恙焉，肾无恙焉，心、肝、肺无恙焉。惟是一眚⑤之累，居于要地，遂积成莫疗之痁⑥。即其脉以思其症，绳以理而溯其源，《经》曰：金木者，生成之终始《河图：天一生水，地二生火，即乾元大生，坤元广生之纲领，故水火之功

---

① 绍：连续，继承。
② 箕裘：比喻祖先的事业。
③ 手泽：指先人或前辈的遗墨、遗物等。
④ 庋(guǐ 鬼)：置放，收藏。
⑤ 眚(shěng 省)：过失。
⑥ 痁：病。

用亦足以维系乎天象地舆①。至土以五十居中，寄旺于四时。尤其彰明较著者，惟天三生甲木，地八乙成之，乃滋生之始事。所谓一生二，二生三，三生万物者，此也。地四生辛金，天九庚成之，乃集成之终事，所谓战乎乾、劳乎坎、成言乎艮者，此也。故木气司权，丰草绿缛②而争茂，佳木葱茏③而可悦。金气司权，草拂之而色变，木遭之而叶脱。**物之化，从乎生，物之成，从乎杀。生杀之机犹权衡之不可轻重也。人生百年，一大春秋耳。年当杖乡杖国④，正值秋月之天，由是阳明之庚金，其气化为燥，由下冲上，冲于阑门、幽门，谓之反胃；朝食暮吐或隔宿方吐；冲于贲门，谓之膈，即食即吐；冲于吸门，谓之噎，食难下咽。燥之所冲，门遂为之枯槁，叶黄禾熟之候，纵日暄风动，露滋雨润，而欲转其青焉，抑已难矣。《经》曰：三阳结**手阳明大肠、足太阳膀胱、手太阳小肠，**谓之膈。不独指阳明经。亦思三阳同居下位，岂有一阳结**阳明金燥，**而二阳不随而结者乎**膀胱与小肠津液，随之而枯？**所以吐沫、刺痛、羊粪，总由于燥结然耳。东垣通幽汤**秦归身、升麻、桃仁、红花、炙草一钱，生地、熟地五分，**其理最为深邃，存其方可矣。丹溪禁辛燥**丁香、白蔻、砂仁、半夏、陈皮之类，**虽其义极为晓畅，存其语可矣。若喻嘉言、李士材于是症，一则商其补脾补肾，未悟其脉；一则酌其下气坠痰，未达其症。然则，此症无可治乎？曰：非也。年未登五十，燥非其时，或为醇酒所伤，或为煎熬所中，以润燥为主**牛羊乳、童便、芦根、韭菜汁、陈酒、茅根之类。经验方：酒大黄、桃仁、归尾，炼蜜为丸，茅根汁汤送下，**兼用**

---

① 地舆：《淮南子·原道训》："以地为舆，则无不载也。"地载万物，故比之以车舆，后因称大地为地舆。
② 绿缛：形容草木繁茂。
③ 葱茏：(草木)青翠茂盛。
④ 杖乡杖国：为古代的一种尊老礼制。《礼记·王制》："五十杖于家，六十杖于乡，七十杖于国，八十杖于朝，九十者，天子欲有问焉，则就其室，以珍从。"此作为五十岁、六十岁的代称。

四子之书，多有得愈者。悟到秋来金恋木，翻然方见艳阳天_{后天坎离}①用事，升居乾坤之位，于是八卦各易其位。震木居离火之位，震为苍龙，龙从火里出；兑金居坎水之位，兑为白虎，虎向水中生。龙跃虎腾，金木交并，木之欣欣向荣者，不畏金而反爱金，虽历夏而秋，常在春三二月之天。

司马石渭中，端方正直，同砚两载，来往数十年如一日也。年近五旬，酷嗜浓味鱼腥，胸间隐隐作痛，食入即吐。人到知心，刻期取效。心转疑惑，觉古所传之方，一无可用，乃会丹溪之意，日服芦根汤而愈。游湘未晤②，于今三年，是夜援笔③成论，顿兴我以暮云春树④之感。

体肥脉虚中症论

气为阳，血为阴，阴阳配偶不参差，五脏调和脉斯正。惟是体格丰隆，一线之微阳，不足以敌硕肤⑤之阴躯。居恒服温补性味，殊觉相宜。寒凉性味，一滴逆口，由其气虚，是以脉虚耳。盖尝论之，气，无形者也，血，有形者也。有形者，全赖无形者为之运用，而后足得以行，手得以握，耳得以聪，目得以明，鼻得以闻其香臭，口得以知其五味。虽然，尤有进无形者，能运有形，而不知更有无形者，为之主宰，无形者，方得宣布于四肢，充塞于五脏六腑。无形者何？真气是也_{以其所运而言，曰真气；以其所居而言，曰谷神⑥}。《道德经》：谷神不死，是

---

① 坎离：坎、离本为《周易》的两卦，道教以"坎男"借指汞，内丹家谓为人体内部的阴精；以"离女"借指铅，内丹家谓为人体内部的阳气。
② 晤：古同"悟"，明白。
③ 援笔：执笔。
④ 暮云春树：出自杜甫《春日忆李白》。表示对远方友人的思念。暮，傍晚。
⑤ 硕肤：《诗·豳风·狼跋》："公孙硕肤，赤舄几几。"毛传："硕，大；肤，美也。"
⑥ 谷神：出自《道德经》。即生养之神，可称为是原始的母体。

谓元牝①；元牝之门，是为天地之根。手足耳目口鼻，皆根窍于元牝。元窍一闭，耳非不孔窍玲珑，而不能听；目非不黑白分明，而不能视；鼻非不呼吸出入，而不闻香臭；口非不咀嚼珍馐，而不知五味；手足非不血光红润，而不握不行。**今为阴血所压，无形者馁②矣；无形者馁，则有形者亦馁矣。古今卒中之症，大半患于体肥之人，职③是故耳。方书所载中症，许多言说，徒事喧哗。一言以蔽之曰：气脱。其卒然而毙者，真气脱也；其毙而复苏者，真气犹存。凡气一时不足以胜形体之任，其手足不用不仁者，元窍闭也。元窍闭，调治得宜**脉虚、脉芤、脉迟经验方：黄芪、人参、焦术、附片、秦归、抚芎、苡米、姜枣引。脉洪、脉数、脉细经验方：熟地、人参、枸杞、秦归、苡米、丹皮、麦冬、五味。如初中半身不遂，不省人事，筋急拘挛，口角㖞斜，语言謇涩，脉弦而数，则以风论，小续命汤：防风一钱二分，桂枝、麻黄、杏仁、川芎、白芍、人参、甘草、黄芩、防己八分，附片，**轻者亦有全愈，重者或苟延岁月。调治失宜，真气亦不能久留，知几之士，见其体肥脉虚，时常培养元阳**经验方：附片、干姜、人参、黄芪、焦术、肉桂、秦归、炙草、姜枣引。鹿茸桂附丸：附片、肉桂、鹿茸、熟地、淮药、丹皮、枣皮、泽泻、茯苓，**庶有裨④焉。有形四大皆假合**潜确《内书》：四大，地、水、火、风也。地无坚性，水性不住，风性无碍，火假缘生。《释典》：骨肉为地，涕唾津液为水，暖气为火，骨节转运为风。达者谓之幻身。古佛偈假借四大以为身，**无形中有主人翁**《性命圭旨》：主人翁，姓金，号元晶，自虚无中来，居杳冥之乡。

岐伯曰：中风大法有四：一曰偏枯，半身不遂也；二曰风痱，身无疼痛，四肢不收也；三曰风懿，奄忽不知人也；四曰风痹，诸痹类

---

① 元牝(pìn 聘)：元牝即"玄牝"道教及修真术语。元，首，始根。元的属性，为阳、为刚、为动。牝，孔，溪谷。牝的属性，为阴、为柔、为静。

② 馁(něi 媋)：本意是指饥饿，出自明·冯梦龙《东周列国志》："吾亦自山中来此，腹馁甚，幸赐一饭。"引申为丧气，萎靡不振。

③ 职：惟也。语助词。

④ 裨(bì 必)：益处。

风状也。夫曰风痹，真风也。所谓偏枯、风痱、风癔者，以其舌强口暗，卒倒无知，形似乎风，因以风名。详究其义，实与风毫不相涉。就其症而言之，手撒，脾气绝矣；口开，心气绝矣；鼻鼾，肺气绝矣；目闭，肝气绝矣；遗溺，肾气绝矣。汗出如珠，发直如麻，面赤如妆，真阳鼓散于外矣。抉其精而穷其奥，总归宿于肾元。盖肾为性命之根，如止见一二经，尚未伤及于肾，急相其肾之水亏、火亏，培之补之，而受伤之脏，自复其初。朱丹溪以为痰则生火，火则生风，固属捕风捉影；李东垣以为本气自病，将风字涂抹，其于是症，亦似有得，究未窥其底蕴；河间以为将息失宜，心火暴甚，而著地黄引子熟地、枣皮、巴戟、附片、肉桂、苁蓉、茯苓、麦冬、五味、石斛、菖蒲、远志，可谓抉出疾源矣。顾肾水火同宫，有痰涎上涌，水不足者；有面赤烦渴，火不足者。地黄引子仅足补其火，赵养葵又补明水不足者，用地黄汤滋其水。庶岐伯不言之蕴，得以阐明于世。治是症者，慎勿存一风字于胸中，斯得之矣。

喘急脉论

《脉经》曰：上气喘急候何经，手足温暖脉滑生。若得沉涩肢逆冷，必然归死命须倾。试申论之，人之所赖以生者，元气、宗气，而其所以生者，则真气也。统一身而言，则为元气。元气充足，呼吸自循常度，如涉虚怯，阴阳之气乱矣。《经》曰：阴争于内，阳扰于外，魄汗未藏，四逆而起，起则熏肺，使人喘息。体犹温暖，脉多虚滑，人参能回元气于无何有之乡独参汤。经验方：黄芪一两，秦归三钱，姜枣引，喘息自止。据中焦而言，则为宗气，宗气转运升降，自无窒碍，如沾痰滞，阳明之气郁矣。《经》曰：邪客于阳阴之络，令人气满，胸中喘息。体虽温暖，脉则弦滑，法夏和胃而燥痰 四七汤：人参、肉桂、法夏、炙草、姜枣引，喘急随除。至于先天一点真元之气，是为真气，至无而含至有，至虚而统至实。鼓荡于太虚者，雷也；而其所以默运乎鼓荡者，非雷也，真气也。吹嘘乎万物者，风也；而其所以驱使乎吹嘘者，非风也，真气也。外护于表，内行于里，周流一身者，气也；而所为主宰以周流者，非气也，真气也。释氏调气以悟空，调此气也；老氏炼气以归真，炼此气也；儒者养气以为圣为贤，养此气也。释氏谓之真如 钱起赠怀素诗：醉里得真如。刘禹锡诗：心会真如不读经，老氏谓之绵绵《道德经》：绵绵若存，儒者谓之浩然。其为气也，天地得之，万古不老；生人守之，寿算常存。人而以酒为浆，以妄为常，醉以入房，真气散矣。真气散，一身之元气、宗气，以致营气、卫气、中气、胃气，一齐奔上，为喘为急，肢之所以逆冷，脉之所以沉涩也，而命有不倾焉者乎？彼水肿之喘，以水肿论；风寒之喘，以风寒论；哮症之喘，以哮症论；热病之喘，以热病论。《经》中言喘，层见迭出，各有其本，单言喘者，止有数条。撇开各症方言喘，寻到源头始见医。

　　非有大本领大作用人，不能道其只字。南坡居士加批。

气鼓脉弦数论

　　医学中，刘、李、朱、张而下，瓣香①敬祝者，汪子讱庵，独于气鼓症，列之湿门中，殊不谓然，究其源，方书俱然，不自讱庵始。

---

　　① 瓣香：佛教语。犹言一瓣香，即用点燃的一炷香表达心中的虔诚。

余考其症，是气也，当列于气门。气以类而方明，病虽难而易治。夫气之功用，全赖脾土为之转运气分气与炁①，土分有无形。脾属土，有形者也，有形之土运气。脾藏意，意亦属土，无形者也。无形之土运炁。有形之土，以药补之；无形之土，以心养之。二者得兼，而土斯健矣。土旺而气乃周流四体，土衰而气遂停滞中州，贯注躯壳，充盈腠理，郁而为热，气鼓成焉。《经》曰：诸胀腹大，皆属于热是也。其为症也，四肢日见瘦羸，肚腹日见胀满，任人揉按，痛痒不关。稍进糇粮②，饱闷难受。脾愈虚，肝益肆其侮；气愈积，热益张其威。脉之弦且数，其所由来者，有明征矣。治是症者，当青筋未大见，脐心未大突，缺盆未大满之时，重用黄连以解其热。清金以制肝盛，培土不受肝邪经验方：人参、黄连、焦术、麦冬、青皮、肉桂、炙草。药固有维持之力，尤宜却咸味，断妄想，存神静虑，以养无形之土，不治气而气自宣通，多有得安者。其名不一，曰单胀，以其独胀于腹也；曰鼓胀，以其中空无物也；曰蛊胀，若虫食物而中空也；曰热胀，由热而胀也；曰气胀，由气而胀也。统名之曰气鼓也。彼水胀、寒胀，列于湿门，宜也，原与此症毫不相涉。东垣一代伟人，中满分消丸厚朴一两，枳实、黄连、黄芩、法夏五钱，陈皮、知母、泽泻三钱，茯苓、砂仁、干姜二钱，人参、白术、甘草、猪苓一钱，蒸饼为丸，亦尚未分晰也。

血症有不必诊脉、有必须诊脉论

失血之症有四：从齿失者，曰齿衄；从鼻失者，曰鼻衄；从咽失者，曰呕血；从喉失者，曰咳血，曰咯血，曰吐血，曰唾血。失血则

---

① 炁(qì 气)：古同"气"。多见于道家的书。《关尹子·六化》："以神存炁，以炁存形。"
② 糇(hóu 猴)粮：食粮；干粮。《诗·大雅·公刘》："乃积乃仓，乃裹糇粮。"

一，而轻重攸分。最轻者齿衄，足阳明胃脉循鼻入上齿，手阳明脉上颈贯颊入下齿，二经热盛，其循经之血从齿溢出。血路一通，即无热，亦时常而来，于体无伤，不必以药治者也。稍轻者鼻衄。凡经之上于头者，皆下通于鼻，少阳之脉上抵头角，太阳之脉上额交颠，阳明之脉上至额颅。其血之循于经者，随气周流，走而不守，三经为热所逼，血即从鼻而漏。以童便引热下行，茅根清胃降火，其血立止。至于漏血过多而无休者，则不责之血热，而责之气虚。有形之血，一时所不能滋；几希之气，速当挽回，急用参芪补气以督血经验方：黄芪一两，秦归三钱，姜枣引，补气以摄血，补气以生血。虽气息奄奄，亦可回生。彼伤寒鼻衄，名曰红汗，热随血解，不必止血，亦不必再发汗；瘟疫鼻衄，名曰外溃，毒从血减，不必止血，亦不必再议下。经络分明，见其症，即可以用其药也。稍重者呕血，即在胃腑矣。贮积日久，逆而上呕，多则盈盆盈碗，聚则成块成堆。或一月一呕，或间月一呕，或周年一呕。未呕之先，郁闷难安；已呕之后，神清气爽，但得血路通利，有呕至耄耋①而无伤者。以恐血阻吸门急备方：用纸捻刺鼻中，得嚏则通，登刻至毙，方书积案，从未有发明其义者。盖胃为五脏六腑之海，血易为之聚，人而饮食煎熬，停留瘀血，结成窠臼②，久则相生相养，习以为常，如蚁之有穴，鱼之有渊，生生不已。补之，愈足以滋其党；凉之，徒足以塞其路。辗转图维，惟三七、郁金，以破负固③之城；淮膝、大黄，以开下行之路悬拟方：三七、郁金、牛膝、大黄、归尾、桃仁、枳实，炼蜜为丸。扫除而荡涤之，庶有瘳④焉。尝⑤见

---

① 耄耋(mào dié 冒迭)：八九十岁。
② 窠臼(kē jiù 颗就)：比喻旧有的现成格式，老套子。
③ 负固：依恃险阻。《史记·朝鲜列传论》："右渠负固，国以绝祀。"
④ 瘳(chōu 抽)：病愈。
⑤ 尝：曾经。

山居之民，采草药以治血，遇是症得愈者居多，草药之性，无非破血之品，有明征矣。最重者吐血、咳血、咯血、唾血。致病之衅，原不一端；发病之源，总归五脏。脏者，藏也，所以藏其血以养神、养魂、养魄、养意、养精与志也。心不主血，则神为之消散；脾不统血，则意为之惝恍①；肝肺不归血，则魂魄为之飘荡；肾不贮血，则精志为之梏亡②。一滴之血，性命随之，全凭脉息以决吉凶。脉而虚弱，火犹未发，归脾汤人参、白术、茯神、枣仁、龙眼肉、黄芪、秦归、远志、木香、炙草、姜枣引，养营汤人参、白术、黄芪、炙草、陈皮、肉桂、秦归、熟地、五味、茯苓、远志、酒芍、姜枣引，俱能奏效；脉而洪数则内火炽矣，火愈炽而血愈亡，血愈亡而阴愈虚，故曰阳邪之甚，害必归阴。当此之时，寒凉适足以伐五脏之生气，温补又足以伤两肾之真阴，惟以甘寒滋其阴而养其阳同痨伤论，血或归其位耳。又有一种，五脏为内寒所侵，血不安位而妄行者，脉虚而迟，非附子、干姜，不足以祛其寒而温其经经验方：附片、干姜、黄芪、白术、秦归、炙草、建元、姜枣引，此百中仅见一二者。至于外寒犯乎五脏，扰血逆上者，脉浮而紧，惟麻黄人参芍药汤桂枝五分、麻黄、黄芪、甘草、白芍一钱，人参、麦冬三钱，五味五粒，当归五分，可以攻其寒而安其血。此亦血症之常事，甚无足怪。所以五脏之血，必诊脉而后能决也。综而计之，譬之军伍③，齿衄、鼻衄，巡哨之士卒也；呕血，护卫之士卒也；咳、吐、咯、唾之血，则守营之士卒也。巡哨之士卒可失，即护卫之士卒可失，而守营之士卒，断不可失者也。经四十载之推求，而血症了解，阅千百人之性命，而血路敢详。

---

① 惝恍：形容失意、不愉快的样子。

② 梏(gù 故)亡：意为指因受束缚而致丧失，语出《孟子·告子上》。

③ 军伍：军队，队伍。《管子·问》："工之巧，出足以利军伍，处可以修城郭补守备者几何人？"

见得到说得出。静照无知山人评。

司马刘芹藻，忽患失血，气喘，脉虚而迟，重用附子、干姜、黄芪，立愈。由是留心医学，讲解《灵》《素》《难经》。

咳嗽脉论

痨症咳嗽，以痨为本，不在咳嗽论。其余咳嗽，但得病源缕晰，无脉不可以治。欲达病源，先分内外。外感咳嗽，专责之于肺。风寒之来，先入皮毛，皮毛者，肺之合也，风寒郁于肺，则咳嗽，肺窍得通，则咳嗽止焉，故古有外感咳嗽则轻之语。其脉浮而大，散之以葱白，通之以紫苏参苏饮：人参、紫苏、干葛、前胡、法夏、茯苓、陈皮、甘草、枳壳、桔梗、木香、葱白。至于内伤，《经》曰：五脏皆令人咳，不独肺然也。而要不离乎肺，其本经咳嗽也，金生在巳，形寒金冷，伤其生气，喘息有音，甚则唾血，其脉短而迟，补之以波蔻①，温之以砂仁经验方：人参、焦术、云苓、法夏、陈皮、波蔻、砂仁、炙草，姜枣引；其心脏咳嗽也，火甚克金，喉中隐隐如梗状，甚则咽肿喉痹，其脉浮而洪，凉之以黄芩，泻之以山栀经验方：生地、赤茯苓、山栀、生甘草、黄芩、桔梗、麦冬，灯心引；其脾脏咳嗽也，土不生金，阴阴痛引肩背，甚则不可动，其脉濡而弱，培之以黄芪，燥之以白术经验方：人参、秦归、黄芪、焦术、法夏、陈皮、云苓、炙草，大姜枣引；其肝脏咳嗽也，木燥火发，金被火伤，两胁下痛，甚则不可以转，其脉沉而弦，制之以鳖甲，和之以柴胡熟地、鳖甲、秦归、柴胡、酒芍、炙草；其肾脏咳嗽也，火动水亏，金少水涵，腰背相引

---

① 波蔻：即白豆蔻。

而痛，甚则咳涩，其脉沉而细，滋之以熟地，坚之以黄柏_{知柏地黄汤：}熟地、淮药、枣皮、知母、丹皮、泽泻、茯苓、黄柏。久咳不已，移于五腑，病则缠绵难愈，治法仍归五脏。彼无痰干咳，火郁于肺，一言尽之，升提肺气_{甘桔汤：桔梗、甘草，}生其津液_{八仙长寿丹：熟地、淮药、枣皮、麦冬、泽泻、茯苓、丹皮、五味，}斯得之矣。据经分症，即症分脉，凭脉用药，夫固有历历不爽者。《经》曰：秋伤于湿，冬必咳嗽。《经》之所言者，主气也，四之气土，正在秋初当权。喻嘉言以为，湿字疑燥字之误，止知岁气之燥，而不知主气之湿。《经》曰：脾苦湿，未闻心、肺、肝、肾苦湿。河间咳嗽之篇，以为湿在脾可也，而必分其湿在心、在肺、在肝、在肾何也？丹溪论咳嗽，有风、有寒、有痰、有火、有痨、有虚、有郁、有肺胀，庶乎近之。降至景岳，所论外感咳嗽，大半内伤之方居多，所谈内伤咳嗽，止知阴虚一语，虽所重者肾元，四脏亦在内伤之列，何以曾不之及？内伤外感四字，尚未解透耶_{自内而出者，喜、怒、忧、思、悲、恐、惊及房劳、饮食所伤为内伤；自外而入者，风、寒、暑、湿、燥、火及瘟疫、痢病所感为外感。}夫无痰不作咳，无嗽不有痰，一言咳嗽而痰在其中，《内经》所以有饮无痰，饮留肠胃，不咳不嗽者。自汉儒添一痰字，方书遂将咳嗽与痰，分为两门。究竟扯东拽西，两无分别，书之所以日益支离也。论综唐宋元明，折衷岐伯，证分心、脾、肝、肾统汇_{肺经。}

星布棋罗灿然可观。健庵匡家元读附录，颠态梦觉道人补《三指禅》方，时值弥天大雪，赤身持稿，缓步诣①舍，命余誊②真，余随赠三绝，有"讵③知天意浓飞絮，权作衣裳莫怯单"之句。

---

① 诣（yì 义）：到。
② 誊（téng 腾）：照原稿抄写清楚。
③ 讵（jù 具）：岂，难道。用于表示反问。

泄症脉论

《难经》训泄有五：胃泄，饮食不化；脾泄，腹胀呕吐；所谓大肠泄者，食已窘迫，可该脾泄论；所谓小肠泄者，便血腹痛；大瘕泄者，数至圊①而不便，宜以痢门论。则泄止可言脾胃二经。诊其脉数，而邪之自外来者，属胃，其气化而为热，轻则黄连厚肠，佐以利水和胃之品<small>经验方：焦术、云苓、桂枝、黄连、泽泄、猪苓、车前、苡米</small>，至于完谷不化，则泄之甚者也，须芒硝、大黄<small>经验方：芒硝、大黄、银花、炙草，姜枣引</small>，涤其邪而泄自止；诊其脉迟，而虚之由内生者，属脾，其气积而为寒，轻则焦术和中，佐以燥湿补脾之味<small>经验方：黄芪、白术、云苓、莲肉、法夏、诃子、陈皮、苡米，姜枣引</small>。至于胀满呕逆，则泄之剧者也，必附片、干姜<small>经验方：黄芪、附片、干姜、焦术、肉桂、莲肉、炙草，姜枣引，尝与道人分别是症，知其随手辄验者，有由来矣。南坡居士志</small>。温其寒而泄乃除。夫泄，显而小者也，以其泄天妙趣而言，则水为先<small>混沌之初，冲漠无朕②，先天一团氤氲之气，降而为水，犹未见其昭著③，渐至昭著而生火；犹未有其形质，渐有形质而生木；犹未至于坚实，渐至坚实而生金；土则随行而生。郭璞《葬经》：泄天妙趣水居先。《河图》之数，天一生水</small>；以其承天时行而言，则土为重<small>坤承天之施，奉以行之，时未至。不敢先时以立始；时既至，不敢后时以隳④功。坤道之所以顺也，然载万物者坤，含万物者坤，非有坤以承天，则天亦将虚于所施。故曰厚德至静，无成有终，可知配天之功用者惟坤土独也。正许氏《说文》：重字从土，是以土为重之义</small>。脾为己土，胃为戊土，一动一

---

① 圊（qīng 青）：厕所。
② 冲漠无朕：犹言空寂无形。
③ 昭著：明显。
④ 隳（duò 堕）：古通"惰"，懒惰。

静，一阴一阳，互相为用，所以十二官中，各司一职，独脾胃统司仓廪之官。以其物之资始而论，惟恃动气战乎乾，战即鼓荡之意，谓资始也。杨子云：太初者，气之始；太素者，质之始。禀乾之始，出而为动；以其物之资生而论，全仗谷气致役于坤，役即孳字之意，谓资生也。《淮南子》云：毛虫则横生，倮虫[①]则纵生。萃坤之生，养而归谷。脾主消谷，胃主纳谷，一表一里，一刚一柔，还相为质。所以五行宝内，但养一脏，惟脾胃实养性命之宝。至哉坤元，厥惟脾胃。拟七斗以摩霄上顶心，心有七窍，高悬西北；断六鳌以立极下临六腑，美尽东南。富媪[②]《汉书》后上富媪敷文[③]，宅中叶裳元之吉；媒婆方书：脾为媒婆践约，婚媾[④]追冰至之辰。卜操柄之有归《说卦传》：坤为柄，应差竖亥[⑤]《史记·天官书》：竖亥步经，大章行纬；占括囊之无咎，稳塞夷庚《左传》：以塞夷庚。谓要道也。象推吝啬，义取含章，后得无患乎。先迷方外必根据直内。以故胃与脾合，马之所以称牝也；脾与胃分，龙之所以战野也。调理得宜，百体从兹而安；调理失宜，百病从兹而起。夫泄，显而小者也。

即泄症一端，以阐明脾胃全理，分疏合写，经经纬史，无义不搜，允称天造地设，可补东垣《脾胃论》一篇。南坡居士评。

水肿脉浮大沉细论

《脉经》曰：水肿之脉，浮大易愈，沉细难痊。余谓医不细揣脉

---

① 倮虫：古代所称的"五虫"之一，总称无羽毛鳞甲蔽身的动物（"倮"同"裸"）。
② 富媪（ǎo 袄）：地神。《汉书·礼乐志》："后土富媪，昭明三光。"
③ 敷文：铺叙文辞。指作文。
④ 婚媾（gòu 够）：婚姻，嫁娶。
⑤ 竖亥：中国上古神之一。《淮南子·墬形训》："使竖亥步自北极，至于南极，二亿三万三千五百里七十五步。"晋·郭璞注曰："竖亥，健行人也。"

与症，斯已难矣。果脉清症确，浮大固可十全，沉细未必难瘥。余少时曾患水肿而回生者，欲知水肿幽明①路，说法何妨我现身。人生饮入于胃，气化之妙，全凭脾、肺、肾三经。脾专运用之职，肺擅通调之官，肾司熏蒸之用，而后云兴雨施②，渗入膀胱。三经失权，其气不化，蓄诸中州，横流四肢，泛溢皮肤，一身之中，无非水为之灌注矣。以其脉之沉细者言之，脉而沉细，病愈深而侵入脏矣。即脉之沉细分症之阴阳，其为阴水肿也，形寒伤肺，湿寒侵脾，虚寒埋肾，大便溏泻，小便清利，脉则沉细而迟，补土以温金，实脾汤_{焦术、茯苓、炙草、厚朴、肉桂、草蔻、木瓜、木香、附片、干姜，大枣引}，实开斯世之福；壮水兼补火，肾气汤_{熟地、茯苓、山药、丹皮、枣皮、淮膝、车前子、附子、肉桂、泽泻}，能挽造化之穷。其为阳水肿也，火盛克金，热郁侮土，燥过枯水，大便坚硬，小便黄赤，脉则沉细而数，石膏友麦冬_{经验方：石膏、麦冬、粳米、炙草、大枣、生姜}，本草中足称治水之橇_{《史记·夏纪》：禹治水，泥行乘橇，山行乘樏。橇，履器之有齿者，今之木屐仿之}；黄连伴黄柏_{经验方：黄连、苡米、黄柏、车前、肉桂三分，知母、炙草}，医方内大是分水之犀_{《抱朴子》：犀角一尺以上者，刻为鱼形，衔以入水，水即分开}。余尝阅是症，阴阳俱厥，有令人不可测度。阳水之厥，更有十倍于阴水者。阴水误以阳治，先或声哑而死；阳水误以阴治，定是吐血而亡。至于脉之浮大，邪犹在表，病之最浅者也。水蓄膀胱，五皮饮_{五加皮、地骨皮、茯苓皮、大腹皮、生姜皮}，可洁清净之府；水行肌表，越婢汤_{石膏八钱，麻黄六钱，大枣一二枚，炙草三钱，生姜三钱}，足开鬼门之关。其朝宽暮急，暮宽朝急者，水随气之升降也，何必曰阴虚阳亏；上气喘促，夜卧难安者，水淫肺之叶孔也，

---

① 幽明：指阴间和阳间。
② 云兴雨施：比喻广泛施行恩泽。出自《周易·乾》。

何必曰子胎母宫。曰风水，曰石水，曰皮水，多其水名；曰湿肿，曰血肿，曰风肿，总是水肿。揣摩脉症，辨别脏腑，沉细浮大，有何难易之分？酌理准情，无非从前所有之语；披肝沥胆，尽是劫后余生之言。其于是症，煞吃苦辛矣。愁成白发三千丈，历尽洪涛十八滩。

人但知浮大为阳，沉细为阴，而不知沉细中有迟数，即有阴阳。治之之法，相去甚悬。世之患是症者，多为药饵所误，惜不早得是而读之也。南坡居士加批。

【点评】《难经》曰："水肿之脉，浮大易愈，沉细难痊。"这是言其常，但亦有变者，知常达变，方能识得全貌。鉴此，本论认为"浮大固可十全，沉细未必难痊"，关键在于"脉清症确"，疗治恰当。论中列举不同脉症水肿的理法方药，乃周氏久经临床的有得之言，颇有参考价值。至于文末南坡居士所评，言简意赅，切中肯綮，值得细玩。

偏正头痛不问脉论

医有不知其病而不能治者；亦有明知其病而不能治者，有莫解其病而莫能疗者，亦有了解其病而仍莫能疗者。与哮痫相颉颃①而深藏之固，更甚于哮痫者，正头风一症。或数日一发，或数月一发。其发也，突如其来，不因邪触；其止也，诎②然而止，非借药医。揣其痛之根，不越风毒之客于髓海焉。六经皆有头痛，三阳之经上于头，随

---

① 颉颃(xié háng 邪杭)：泛指不相上下，相抗衡。

② 诎(qū 祛)：戛然而止的样子。

其经而医之，药到而痛自除。痛居经络不到之处，羌活、防风无所施其勇；升麻、干葛无所竭其力；柴胡、黄芩不能消其事而逐其邪。三阴亦令人头痛，或痰壅于胸膈_{太阴}；或气逆于脑顶_{少阴}；或冷逼乎督脉_{厥阴}。而痛不关于痰气与风，南星、半夏燥其痰；麻黄、附片温其经；吴萸、干姜去其寒。燥者自燥，温者自温，去者自去，而痛者自痛也。本草胪陈①，空对神农而数典②；万书案积，莫向仲景而问建。抑又闻之剑阁之危险，四面拒敌，而偏以缒③入之_{邓艾破蜀④至阴平，山势险绝，军士不得过，以缒入之}；逼阳之深固，万夫莫当，而偏以老克之_{《左传》：逼阳城小而固，晋荀偃⑤、士匄⑥伐逼阳，入于逼阳，请于荀曰：水潦将降，惧不能归，请班师。荀罃⑦曰：牵帅老夫，以至于此，七日不克，必尔乎取之。五月庚寅，荀偃、士匄帅卒攻逼阳，亲受矢石，甲午灭之}。阅方书，鼻渊称为脑漏，脑可漏之出，亦可注之入，以口服药而经不通者，以鼻注药而窍自通。在拣其解毒去风性味之平正者，淡淡注之_{白菊、陈茶煎汤冷注}。一方，皂角、细辛研细末，吹鼻得嚏则解，而痛自渐渐减矣。以鼻代口，休防郢人之垩⑧_{《庄子》：郢人鼻端有垩，使匠石斫⑨之，匠石运斤成风，垩去而鼻不伤，郢人立不改容}；追风拔

---

① 胪陈：逐一陈述。

② 数典：历举典故。常见成语"数典忘祖"，比喻忘本。

③ 缒（zhuì坠）：用绳索拴住人或物从上往下放。

④ 邓艾破蜀：邓艾是三国时期魏国名将，深谙兵法。公元263年，邓艾奉命与钟会各自率军攻蜀汉。他成功偷渡阴平，斩杀了多位蜀汉大将，一路势如破竹，直逼蜀国都城，蜀军大败，蜀国就此覆灭。

⑤ 荀偃：是春秋中期晋国卿大夫，六卿之一。

⑥ 士匄（gài盖）：出《左传》"士匄辞帅"。士匄，中国春秋时代晋国法家先驱、军事人物、政治人物。祁姓、士氏、按封地又为范氏，讳匄（范匄），谥号宣。范文子士燮之子。又称范宣子。

⑦ 荀罃（gǒu yīng狗婴）：春秋时晋国大将。

⑧ 郢（yǐng影）人之垩（è饿）：借指楚国人。郢，春秋战国时期楚国都城。郢人斫垩，比喻成熟、高超的技艺。

⑨ 斫（zhuó卓）：用刀斧砍。

毒，何假华佗之刀华佗，字元化，汉末沛国谯人。通五经，精方脉，能刳①骨疗疾，为外科之祖。有《青囊》书，惜乎无存。**然此法肇②自前人莱菔汁注鼻之方，特**取而变化之者。至于偏头风痛，丹溪以为左属风、属火，多血虚；右属热、属痰，多气虚，用之未必大验。究其根，亦是风毒傍于脑海之旁，病之去路，多从目出而解。同邑石光南所传淡婆婆③一方淡婆婆根为君，天麻、京子④为臣，川芎、白芷为佐，菊花、当归、木贼为使，黑豆百粒为引，初起者用之屡效，殊不可解，录之以备急用。一种手三阳之脉受风寒，伏留而不去者，名厥头痛；入连在脑者，名真头痛。其受邪与正头风无异，而其来也速，其死也速，更有甚于偏正头风者，古无救方，质诸海内名公，不知家亦藏有秘方否？

绝处逢生，识高于顶。南坡居士加批。

石光南家累千金，广为结纳，高人异士，过其地者，辄馆于书斋，所得多医书未传之秘方。淡婆婆，又名淡亲家母，未考其性，但尝其味，亦属平淡，草药肆购之。

心气痛脉论

古传心痛有九，循其名而责其实，纤毫难溷⑤。一曰虫，凡痛脉多伏，今反洪数者，虫也。厥名曰蛔，长寸许，首尾通红，踞于心窝子，吮血吸精，伤心之患，莫惨于是。以雄黄、槟榔、白矾为丸，杀

---

① 刳（kū 哭）：从中间破开再挖空。
② 肇（zhào 赵）：开始，初始。
③ 淡婆婆：中药大青木的别名。有清热利湿、凉血解毒的功效。
④ 京子：中药蔓荆子的别名。有疏散风热、清利头目的功效。
⑤ 溷（hùn 混）：这里是混浊的意思。

之而痛自除。二曰疰，疰者，自上注下也，令人沉沉默默，心中隐隐作痛，甚有疰至灭门户而莫名其病者。脉则乍短乍长，乍涩乍细，非寻常药饵所能疗，惟苏合丸麝香、沉香、丁香、檀香、香附、荜拨、白术、诃子、朱砂、青木香、乌犀角各二两，薰陆香、龙脑各一两，安息香二两另为末，用无灰酒熬膏，上为末，用安息香膏加炼蜜为丸，每两十丸，蜡包裹，温水化服。阿魏膏楂肉、胆星、法夏、麦芽、神曲、黄连、连翘、阿魏、蒌仁、贝母、风化硝、枯碱、萝卜子、胡黄连，上为末，姜汤浸，蒸饼为丸。相其本体之强弱寒热，体强而热，阿魏丸；体弱而寒，苏合丸，庶可以治。三曰风，风得火而益炽，火得风而愈威。风而入于心，则痛之猝者也。其脉浮紧而数，以白菊、白矾为君，侯氏黑风散白菊五钱，白矾钱半，防风、白术、桔梗八分，人参、茯苓、秦归、川芎、干姜、细辛、牡蛎三分，共为末，温酒调可采也。四曰悸，有触而惊曰惊，无触而惊曰悸，悸而至于痛，则悸之甚者也。其脉虚而滑，加乳香、没药为使，李氏养心汤黄芪、茯苓、秦归、川芎、法夏、甘草、柏子仁、枣仁、远志、五味、人参、肉桂、乳香、没药、姜枣引盍用之。五曰食，食入于胃，停滞未化，攻冲作痛，其脉短而涩，平胃散苍术、厚朴、陈皮、炙草洵为对症之方。六曰饮，饮入于胃，攻注无常，激射作痛，其脉濡而迟，五苓散猪苓、茯苓、焦术、泽泻、肉桂实为导水之剂。七曰冷，寒气犯于绛宫，脉则或迟或结，吴萸、川椒、砂仁、木香，止痛书，何难共证？经验方：木香、砂仁、肉桂等分，共研细末，每服五分。八曰热，火气郁于胸膈，脉则或数或促，生地、栀子、黄连、苦楝，除痛药，确有明文。经验方：黑栀仁一两，干姜一钱五分，炙草一钱五分。九曰去来痛，经脉周流，有碍则痛，过其所碍而旋止，巡至所碍而复发。气充血足，何碍之有？不必诊脉，补之可也。经验方：黄芪、焦术、肉桂、秦归、法夏、陈皮、茯苓、炙草、姜枣引。

顾同是心气痛也，以虫之伤人最酷者，居首；以疰之伤人最隐者，居二；以风之伤人最速者，居三；以悸之介在可以伤，可以无伤者，居四；以食饮之不轻伤人者，居五六；以寒、热之恒有者，居七八；以去来痛之人皆知而能治者，居九。想古人位置之宜，亦大费踌躇①矣。然名则列之有九，义实本之于经。曰虫痛者，经言蛟蛕心腹痛也；曰疰痛者，如飞尸②、遁尸③之类也；曰风痛者，经言肝心痛也；曰悸痛者，手少阴之脉，起于心中也；曰食痛、饮痛者，足太阴之脉，其支上膈注心中也；曰冷痛者，寒气客于背腧，注于心也；曰热痛者，寒气客于经脉，与热相搏也；曰去来痛者，经言气不宣通也。要皆非真心痛也，若真心痛，手足冷至节，旦发夕死，夕发朝亡，彼医家所传之方，大半言止冷痛；本草所注之性，间有止热痛之语。夫冷热之痛，病之最浅而最易辨者，诸书尚且聚讼，何况痛之至隐而至僻者乎。领会《灵》《素》微词，才是医家学问；变化本草训语，方知用药权衡。

寻源达委，确乎不磨，是谓心心相印。南坡居士评。

【点评】本论对九种心痛的症状、病因、病机和治法做了讲解，尤其是脉象，突出标明，这对临床辨证论治颇有裨益，值得仔细体会。当然，这里所提示的脉象，只言其常，未及其变，临证不可拘泥。文末"领会《灵》《素》微词，才是医家学问；变化本草训语，方知用药权衡"等语，告诫医者应识其源，达其变，确是金针度人之语，可作座右之铭。

---

① 踌躇(chóu chú 愁除)：思量，考虑。
② 飞尸：飞尸者，游走皮肤，洞穿脏腑，每发刺痛，变作无常也；属于脑卒中的五尸中的一种。
③ 遁尸：病名。指一种突然发作，以心腹胀满刺痛、喘急为主症的危重病证。《太平圣惠方》卷五十六："遁尸者，言其停遁在人肌肉血脉之间。若卒有犯触即发动，令心腹胀满刺痛，喘息急，偏攻两胁，上冲心胸，其候停遁不消者是也。"可选用木香散、鹳骨丸等方。

腰痛脉论

《脉要精微论》曰：腰者，肾之府，转移不能，肾将惫矣。《经脉篇》曰：足少阴之别，名曰大钟，实则闭癃，虚则腰痛。《刺腰痛篇》曰：足太阳脉，令人腰痛。《刺疟论》曰：足太阳之疟，令人腰痛。细考《内景传图》，腰为肾经所居之地，膀胱经所过之区，腰痛止此二经。彼足厥阴、足阳明、足少阳经，本不行腰，而言腰痛者，牵引而痛也。方书所辨，未尝分别其经；世医所治，止及肾虚一语。夫肾与膀胱，一表一里，邪之自外来者，尽属太阳之腑；痛之自内生者，总归少阴一经。诊其脉之沉细者，而知其痛在少阴焉。时痛时止者，房劳耗其精也<small>熟地、淮药、枣皮、泽泻、粉丹、茯苓、杜仲、牛膝</small>。枕衾①粲烂②，心迷解语之花<small>唐《天宝遗事》：太液池千叶莲盛开，帝与妃子共赏，谓左右曰：争似此解语花</small>，云雨苍茫，神醉游仙之梦<small>《高唐赋》：昔者，先王尝游高唐，怠而昼寝，梦见一妇人曰：妾巫山之女也，为高唐之客，闻君游高唐，愿荐枕席</small>。时痛时热者，浓味熬其水也<small>熟地、淮药、枣皮、茯苓、泽泻、丹皮、黄柏、知母</small>。山笋湖蒲，总无下箸③之处<small>《晋书》：何曾日食万钱，对案尚无下箸处</small>；脍鲤炰④鳖，翻为适口之资。痛着不移者，闪挫竭其力也<small>经验方：熟地、丹皮、秦归、杜仲、续断、淮膝、桃仁</small>。重举千钧，自诩⑤扛鼎之力<small>《汉书》：项羽力能扛鼎</small>；奇经百验，空传刮骨之文<small>见华佗注</small>。填骨髓而补真阴，为少阴之主药，厥惟地黄，调和

---

① 枕衾(zhěn qīn 疹亲)：枕头、被子。泛指床铺。
② 粲(càn 灿)烂：同"灿烂"。
③ 箸(zhù 著)：筷子。
④ 炰(fǒu 否)：蒸煮。
⑤ 诩(xǔ 许)：说大话；夸耀。

补泻，燮①理阴阳，实为护国之臣。诊其脉之浮紧者，而知其痛在太阳焉。刺痛背肉者，风淫于肾俞穴也经验方：麻黄、独活、细辛、防风、秦归、酒芍、生地。伛偻②而行，偏铭考父之鼎《左传》正考父之鼎名曰：一命而伛，再命而偻，三命而俯，循墙而走；痀瘘在望，也承丈人之蜩《庄子》：仲尼适楚，出于林中，见痀瘘者，承蜩犹掇之也，顾谓弟子曰：用志不分，乃凝于神，其痀瘘丈人之谓乎。注：痀瘘，曲背；承蜩，以竿粘蜩。郁痛畏冷者，寒客于气海腧也经验方：麻黄、附子、细辛、秦归、炙草。闲坐凄凉，滥厕③楚宫之女楚王爱细腰，宫女多有不食以求瘦其腰者；幽居滓冷，空披齐国之纨梁简文帝启鲁缟齐纨，借新香而受彩。梁元帝谢赉锦，启鲜洁齐纨，声高赵彀。痛重难移者，湿着于藏精所也经验方：麻黄、苍术、杜仲、淮膝、焦术、秦归、茯苓、苡米、炙草。举止维艰，已作支离之态《庄子》：支离疏者，颐隐于脐，肩高于项，会撮指天，五管在上，两髀在胁。注：支离，驼子；疏，人名；会撮，发髻；屈伸莫遂，且无辗转之嫌。调血脉而通关窍，为太阳之主药，实惟麻黄，驱逐客邪，通行经络，允推先锋之将。少阴不轻痛，太阳之痛居多，所以《内经》麻黄之症特详。今人所治，动曰地黄症，盍取《内经》而细玩之也乎？

内外伤感，稳识病源，而内钦元老，外冠先锋，相助为理，足以立起沉疴。南坡居士批。

【点评】论中"腰为肾经所居之地，膀胱经所过之区，腰痛止此二经。彼足厥阴、足阳明、足少阴经，本不行腰，而言腰痛者，牵引而痛也"点出腰痛的脏腑病变部位乃关键之语。又云："诊其脉之沉细者，而知其痛在少阴焉。时痛时止者，房劳耗其

---

① 燮（xiè 谢）：调和。
② 伛偻（yǔ lǚ 雨旅）：即腰背弯曲。出《淮南子·精神训》："子求行年五十有四，而病伛偻。"
③ 滥厕：是谓混充其间。

精也。"对临床腰痛的辨治，亦有裨益。

脚气痛脉论

诸痛忌补，脚气痛尤甚。名曰壅疾，壅者，湿气堵截经络之谓，顾其名，可以思其义。有为寒湿壅者，人迹板桥温庭筠^①诗：鸡声茅店月，人迹板桥霜^②，身历冰霜之惨；江深草阁杜甫诗：五月江深草阁寒，泥多滑汰^③之侵。冷凄之气，下注为湿，浸淫筋骨，昼夜憎寒，作痛，其脉濡而迟。非苍术、加皮，不足以燥劳筋之湿；非干姜、附子，不足以祛切骨之寒经验方：苍术、加皮、羌活、防风、防己、附片、干姜、秦归、苡米、木瓜、炙草、大枣。有为湿热壅者，餐瓜嗜果，惟贪口腹之甘，旨酒嘉肴，不顾肺肠之腐。薰蒸之气，下流为湿，煎熬阴血，临夜发热而痛，其脉濡而数。惟淮通^④、苏梗，庶可以疏闭塞之经；惟黄柏、麦冬，庶可以清蕴隆之热经验方：淮通、苏梗、黄柏、麦冬、生赤皮、秦归、羌活、防风、苡米、木瓜、炙草。有为风湿壅者，湿郁为热，热则生风。其痛也，走注无常，辄肆^⑤其毒，中于踝，肿则载涂^⑥若跣《书·说命》：若跣，弗视地，厥足

---

① 温庭筠：(约812—约866年)，本名岐，字飞卿，唐代诗人、词人。太原祁(今山西祁县)人。

② 鸡声茅店月，人迹板桥霜：雄鸡啼鸣，昂首啄开了新的一页日历，正在此时，一轮残月却仍悬于西天上方，清冷的月光伴随着早行人的脚步踏上旅途。

③ 滑汰(tà 踏)：谓泥泞滑溜。宋·赵蕃《问宿》诗："川原泥滑汰，山岭石粗疏。"

④ 淮通：中药名。本品为马兜铃科植物淮通马兜铃的藤或根。功能清热除湿，排脓止痛。

⑤ 辄肆：任意妄为。

⑥ 载涂：满路，有遍地的意思。

用伤；中于胫，伸则刲①痛如刀；中于膝，形则盖大如鹤。其脉濡浮而数。必也大黄、芒硝退其火，而风斯息；防风、羌活散其风，而湿乃除经验方：大黄、芒硝、羌活、防风、秦归、生地、牛膝、淮通、炙草、姜枣引。斯三者，本非废疾，而多致成废疾者，补误之也。跛倚②以为容《礼记》：有司跛倚以临祭，许多书斋秀士，蹒跚不自便《史记》：子苦蹒跚。言足欲进而趑趄③也，偏及绣阁名姝。究其受害之由，无非流俗所尚温补，医者之所为也。外有一种蹰缩枯细，不肿而痛，名曰干脚气痛，有润血清燥之方。又有一种足跟作痛，揿肿而红，名曰阴虚脚痛，有补肾养营之剂。验其症，或肿或痛；审其脉，为涩为细，可考而知，与湿有大不相侔④者。治是症者，勿借从口斯二症而任意补之也可。

从壅疾发挥，使寒湿、热湿、风湿三症尽情刻露，如数掌上罗纹，是之谓对症发药。南坡居士评。

【点评】本论对脚气痛（壅疾）的证、因、脉、治做了简要的说明，具体分寒湿、热湿、风湿三大证型，点出了各型的脉象，尤其是各型的治法方药，对临床很有指导作用。文末南坡居士之评，极是。

消渴从脉分症论

《经》曰：二阳结足阳明胃、手阳明大肠谓之消。同一结也，而气分、

---

① 刲(kuī 亏)：割取。

② 跛倚：偏倚，站不正。出自《礼记·礼器》："有司跛倚以临祭，其为不敬大矣。"

③ 趑趄(zī jū 资居)：行走困难。也比喻犹豫徘徊。

④ 相侔：亦作"相牟"。相等；同样。

血分判焉病在气分则渴，病在血分则不渴。消渴以渴为主而判气血，血分亦有渴者。气分结者，病发于阳；血分结者，病发于阴。二症相反，如同冰炭。其发于阳也，阳明被火煎熬，时引冷水自救，脉浮洪而数；其发于阴也，阳明无水涵濡，时引热水自救，脉沉弱而迟。发于阳者，石膏、黄连，可以折狂妄之火石膏、知母、炙草、黄连、粳米，人所共知；发于阴者，其理最为微妙，非三折其肱，殊难领会。人之灌溉一身，全赖两肾中之水火津液发源于华池，涌于廉泉，为甘露，为琼浆，以养百骸。华池，两肾中先天之祖窍，水火朕兆处。廉泉，舌下二穴名，犹之甑①乘于釜，釜中水足，釜底火盛，而甑自水气交流，倘水涸火熄，而甑反干枯缝裂，血分之渴，作如是观。当此舌黑肠枯之时，非重用熟地，不足以滋其水；非重用附桂，不足以益其火八味汤：肉桂、附子、熟地、山药、枣皮、泽泻、丹皮、云苓。火炽水腾，而渴自止。余尝治是症，发于阳者，十居二三，发于阴者，十居七八，用桂附多至数斤而愈者。彼本草所注，无非治气分之品，而治血分之药，性不注于本草，方实始于仲景，至喻嘉言而昌明其说。上消如是，中下消可类推矣胃热多食善饥为中消，肾热渴而小便有膏为下消。治法仍分气血。下消小便甜者难治，水生于甘而死于咸，小便本咸而反甘，是脾气下陷肾中，土克水而生气泄也。昔汉武帝患是症，仲景进桂附八味汤，服之而愈，因赐相如服之不效。或曰，相如之渴，发于气分。或曰，相如为房劳所伤，非草木之精华所能疗。武帝不赐方而赐以金茎露一杯。《三辅故事》：武帝建柏梁台，高五十丈，以铜柱置仙人掌擎玉盘，以承云表之露，和玉屑服之，以求仙也。李商隐诗：侍臣最有相如渴，不赐金茎露一杯。庶几愈焉，未可知也。

得未曾有。无知山人评。

【点评】消渴类似于西医学的"糖尿病"。本论将消渴分为发

---

① 甑(zèng 憎)：古代炊具，底部有许多小孔，放在鬲(lì)上蒸食物。

于阳、发于阴两大类型。发于阳者，其脉浮洪而数；发于阴者，其脉沉弱而迟，这是辨证的关键。发于阳者，人所易知；发于阴者，知者甚少。鉴此，本论对发于阴者的病因病机做了形象的比喻，并指出发于阴者"非重用熟地，不足以滋其水；非重用附桂，不足以益其火"，读后犹如醍醐灌顶，启发良多。

呕吐脉论

呕吐之症，一曰寒，一曰热，一曰虚。寒则脉迟，热则脉数，虚则脉虚，即其脉可以分其症。最易治者，寒。阳明为消磨五谷之所，喜温而恶寒，一自寒犯于内，两相龃龉①，食入即吐，不食亦呕。彼法夏、丁香、白蔻、砂仁，本草所注一派止呕定吐之品，非不神效，不如一碗生姜汤，而其效更速者，经所谓寒气客于肠胃，厥逆上出，故痛而呕是也。最误治者，热寒凉燥烈之性，功过参半焉者也。丹溪滋肾水而清湿热，原补前贤所未备，乃效颦者，肆行寒凉，人之死于寒凉者，非丹溪之罪，实不善读书者之罪。有明诸儒救寒凉之弊，多为过激之言，二百年中，寒凉之风，一变为燥烈之风，人之死干燥烈者，什倍于寒凉。遇是症，彼曰宜热，此曰宜热，且曰某书某书，凿凿有凭，又安知症属热乎哉。寒之不已，郁而为热，医不知其热，仍以辛热治其寒，愈呕愈热，愈热愈吐，彼麦冬、芦根止呕定吐，书有明文，尚不知用，何况石膏之大凉大寒乎经验方：石膏、麦冬、粳米、炙草？不知石膏为止呕定吐之上品，本草未注其性，《内经》实有其文。《经》曰：诸逆上冲，皆属于火，诸呕吐酸，暴注下迫，皆属于热是也。最好治者，

---

① 龃龉(jǔ yǔ 举雨)：上下牙齿不相对应，比喻意见不合，相抵触。

虚。不专责之胃，而兼责之脾，脾具坤静之德，而有乾健之运。虚难转输，逆而呕吐，调理脾胃，乃医家之长策，理中汤人参、焦术、干姜、附子、炙草、大枣，六君子汤人参、焦术、法半夏、茯苓、陈皮、炙草，皆能奏效。《经》曰：足太阴之脉，挟咽，连舌本，是动则病舌本，强食则呕是也。夫呕吐，病之最浅者也；噎膈，病之至深者也，极为易辨。呕吐，其来也猝；噎膈，其来也缓。呕吐，得食则吐，不食亦有欲呕之状；噎膈，食入方吐，不食不呕。呕吐，或寒或热或虚，外见寒热与虚之形；噎膈，不食亦与平人一般。呕吐不论年之老幼；噎膈多得之老人。呕吐，脉有迟，有数，有虚；噎膈，脉缓。方书所论呕吐，牵扯噎膈之文，噎膈半是呕吐之方，有何疑似之难辨而茫无定见也。昔在湘中，壶碟会友，一老医曰：治噎膈，得愈数人。核其药，曰附子理中汤，考其症，乃脾虚之呕吐者。又一老医曰：吾治噎膈，得愈数人。核其药，曰黄连法夏汤，考其症，乃胃热之呕吐者。谚云：药能医假病，人多得假名，其即二老之谓欤！至于老人气鲠，时尝呕吐，不可概以呕吐论，亦不可遽①以噎膈论，盖津少气虚，难以传送，古人刻鸠于杖②，祝其无噎者，此也。孕妇呕吐，法夏不犯禁例，且能安胎，《准绳》已详言之。更有妇人，天癸来时，为风寒所袭，传送肺经，血凝于肺，食入即呕一载有余，医家以寻常治呕吐之法治之，或寒或热，俱不见效，只以桔梗、红花诸药，去瘀生新，数剂而愈，此又不可不知也。

【点评】呕吐，以脉言之，"寒则脉迟，热则脉数，虚则脉

---

① 遽(jù 具)：匆忙；急。
② 刻鸠于杖：鸠杖，又称鸠杖首。所谓"鸠杖"就是在手杖的扶手处做成一只斑鸠鸟的形状。《后汉书·礼仪志中》："玉仗，长(九)尺，端以鸠鸟为饰。鸠者不噎之鸟也，欲老人不噎。"

虚"，点出了辨证之要领。本论精华之处在于对呕吐、噎膈的鉴别，可谓条分缕析，朗若列眉，值得仔细品玩。

痿症不从脉论

《内经》痿论与痹论、风论，分为三篇，病原不同，治法亦异。方书多杂见于风痹论中，将经文混淆，后学迷离莫辨。按四体纵弛曰痿《经》曰：肺热叶焦，则皮毛虚竭急薄，着则生痿躄[1]。又曰：带脉不引，故足不用。经之所言者，止痿于足耳，而分筋、肉、骨、脉痿。道人治之而愈者，则不止于足，而有头痿，腰痿，手痿，一身俱痿。其论形体枯泽，亦与经论稍有差池，而其治法，仍不外乎经义，不过于润燥活血队中，少加桂为之向导。篇中所论，以所见言，与风相近而实相远，不仁不用，究非痪非瘫《正字通》：瘫痪，四体麻痹，筋脉拘急。按诸医书，发于左为瘫，发于右为痪，男多发左，女多发右；不痛不肿，实非瘈非疭筋急而缩为瘈，筋驰而缓为疭，伸缩不已为瘈疭。按：疭，驰之，外见风痓。有即发即愈者，有历一二日方愈而复发者，有周年半载而不愈者。语言依然爽朗，神气依然清明，饮食形体依然不变不减，令医有莫知所适从者。考本草所注，黄柏、苍术为治痿之要药，医多不解，不敢轻用，而以为脾主四肢，纯以补脾温脾之品治之，致痿成终身者比比矣。间亦有幸用而获效者，第知病之愈而不知病之所以愈，盍读《内经》而恍然焉。《经》曰：治痿独取阳明。阳明主润宗筋，为湿热所伤，宗筋不润，弛而不能束骨，发而为痿。苍术陡健阳明经，黄柏清热而坚骨，药到病除，而后叹古人，名为二妙，实有妙不可言者。夫病源不清，见其方而不

---

① 痿躄(bì 必)：病名，痿之又名。主要指四肢痿弱，足不能行。

敢用其药；病源既清，推其类可以尽其余。麦冬能治痿者经验方：麦冬、粳米煮粥，湿热蒸肺，肺叶焦而难以宣布。干地黄能治痿者经验方：干地黄四两，黄柏一两，知母一两，肉桂一钱，炼蜜为丸，湿热伤血，血脉涸而不能养筋。本草所注，可以清热而凉血者，皆可以治痿也。病自我识，方自我立书传古方，为后人之法程①。明君臣之义，补泻之理，非谓即以其方治病，南北之水土不同，古今之时势不同，年齿之老幼不同，冬夏之寒燠不同，赋禀之厚薄不同，气质之清浊不同，境遇之顺逆不同，是在为医者运用之妙，存乎一心，有是症必有是方。即不用黄柏、苍术可，即倍黄柏、苍术亦可。其或兼风、兼痹、兼虚，杂用治风，治痹，补虚，有何不可？至于脉，置之勿论可也。

静照无知山人曰：独具双眼，为二妙散吐气。

【点评】本论未触及脉象，惟对痿、痹、风三症做了辨识。盖痿与痹自是二病，然不少医者辨别不清，咸以风痹视之。元代医家朱丹溪阐明痿与痹之病原不同，治法亦异，读者可参阅《丹溪心法》等书。论中提及的"二妙"，即朱丹溪所制的"二妙散"。

风痹脉论

病有明医能治，草医能治，而大医不能治者，风痹也。痹者，闭也，谓兼寒湿闭塞经络而痛也。《内经》所以有风胜、寒胜、湿胜之分，而有行痹、痛痹、着痹之语。诊其脉浮紧而弦，要归于风，病发肝经，殃及肢体。中于骨则伸而不屈，中于筋则屈而不伸，中于血则

---

① 法程：法则，程式。《吕氏春秋·慎行》："凡乱人之动也，其始相助，后必相恶。为义者则不然，始而相与，久而相信，卒而相亲，后世以为法程。"

凝涩而不流通。治之之法，羌活、防风疏其风；紫苏、青皮行其滞；加皮、黄柏坚其骨；苡米、木瓜舒其筋；苍术、防己燥其湿；松节、茄根散其寒；人参、白术补其气；生地、秦归活其血。有杂合之症，斯有杂合之方经验方：羌活、防风、石膏、侧柏叶、黄松节、苡米、木瓜、秦归、炙草、生地黄。倘郁而为热，脉数无伦①，又当大泄其热；闭而积寒，脉迟不来，又当重温其经。所谓明医者，黑籍除名，丹经注字，儒、释、道心归一贯，天、地、人理统三才，名山考道，面壁九年，胜地栖②身，足濯③万里。其于是症，外有以烛照五运六气之淫邪，内有以洞鉴五脏六腑之亢害。用风药为君，有用至数斤而愈者；用大黄泄热，有用至数斤而愈者；用附子温经，有用至数斤而愈者。大医见之而咋舌，草医见之而倾心也。草医何以敢与明医抗衡哉？是症经验之方，有用之一世者，有用之二世者，有用之三世者，奇货可居，匪伊朝夕④矣。采药于深山虎穴《汉书》班超曰：不入虎穴，焉得虎子蚕丛⑤《成都记》：蚕丛氏，蜀君也。李白诗：见说蚕丛路，崎岖不易行，不辞登陟⑥；教子于密室鸦涂⑦卢仝诗：忽来案上翻墨汁，涂抹满书如老鸦蚓迹唐太宗《王羲之传》论萧子云：擅名江表，然无丈夫气，行行若潆春蚓，字字如绾秋蛇，大费踌躇。购米市盐，信是传家之宝；枕流漱石⑧晋孙楚欲隐居，误云枕流漱石，王济曰：流可枕，石可漱乎？楚曰：枕流欲洗其耳，漱石欲砺其齿，希图待聘之珍。想其附耳低言，吾祖如

---

① 伦：条理，次序。
② 栖：居留，停留。
③ 濯（zhuó 卓）：洗。
④ 匪伊朝夕：不只一个早晨一个晚上。清·蒲松龄《聊斋志异·婴宁》："我有志，匪伊朝夕。"
⑤ 蚕丛：又称蚕丛氏，古代神话传说中的蚕神。
⑥ 登陟（zhì 智）：登上。
⑦ 鸦涂：犹涂鸦。比喻胡乱写作，常用作谦词。
⑧ 枕流漱石：指隐居生活。出自南朝宋·刘义庆《世说新语·排调》。

是，而屡效焉；吾父如是，而屡效焉；吾身如是，而屡效焉。一卷之书，不从理解得之，不从药性得之，而从经验得之。乃知岩谷生苗，必非无故；举凡玉女《尔雅注》似葛，蔓生有节，江东呼用龙尾，亦谓之虎葛，细叶赤茎睽①姑《尔雅注》钩瓟也，一名王瓜，实如瓟②瓜，正赤味苦，鸡头鸭脚《洛阳伽蓝记》：牛筋狗骨之木，鸡头鸭脚之草，亦悉备焉。无非逐风燥湿祛寒之品，妙手所得，适与是症相当，而与明医吻合，所以大医见草医而惊讶，明医见草医而肃然起敬也。世之所称大医者，我知之矣，非医大也，补大之也，补何以大？药大而医亦大耳。其出门也，衣轻策肥，扬鞭周道③，意气可谓都矣；其诊脉也，凝神闭目，兀坐④终朝，经营可谓苦矣；其开方也，咀笔濡毫⑤，沉吟半晌，心思可谓专矣。及阅其所撰之单，黄芪、白术、附子、干姜，讵知热得补而益烈，寒湿得补而益凝，辗转纠缠，酿成不用，可胜悼叹。盖尝微窥底蕴，其素所挟持者然也。咄咄逼人，独会医门之捷径；扬扬得意，别开海上之奇方。原未梦见何者为脾胃？何者为命门？开口不曰脾胃土败，便曰命门火衰。本草千百味，约之不满十味；古籍千百方，算来止用两方。何分内外之伤，概归一补；不论阴阳之症，总是一温。《灵枢》《素问》，一笔可勾；《汤液》本草名，伊尹著《难经》，百年难学。汉、唐、宋、元之书，许多阐发；张、朱、刘、李之论，徒事铺张。从来医书万言，记得仅有三言；人心七窍，剖开全无一窍。譬彼⑥冬虫语冰《庄子》夏虫不可以语于冰者，笃于时也，徒知有寒，不知有热；方诸春蛙坐井《庄子》：井

---

① 睽(kuí 葵)：违背；不合。

② 瓟(bó 薄)：小瓜。

③ 周道：大路。

④ 兀(wù 误)坐：危坐，端坐。

⑤ 濡毫：指濡笔(沾墨于笔)。谓蘸笔书写或绘画。

⑥ 譬彼：比方那个。萧统《陶渊明集序》："譬彼鸳雏，岂竞鸢鸥之肉。"

蛙不可以语于海者，拘于墟也。韩愈《原道篇》：坐井而观天，曰天小者，非天小也，不知有石与实同音，止知有墟与虚同音。可惜英雄将相，枉罹①非辜；剧怜才子佳人，空伤不禄。午夜鸡鸣，不作回头之想；半生马迹，悉是挢舌之方结挢其舌而不能饮食，不能言语。大医所以见明医，引身而避；草医见大医，而羞与之为伍也。噫！明医不世有，草医不敢用，大医之流毒，宜乎众矣！

借题抒愤，戏笑怒骂之中，富有规劝创惩之意，即使若而人见之，定当俯首，盖愆②不复，置生灵于死地也。南坡居士评。

【点评】周氏对风痹的病因、发病机制、脉症治法做了透彻分析："痹者，闭也，谓兼寒湿闭塞经络而痛也。《内经》所以有风胜、寒胜、湿胜之分，而有行痹、痛痹、着痹之语。诊其脉浮紧而弦，要归于风，病发肝经，殃及肢体。中于骨则伸而不屈，中于筋则屈而不伸，中于血则凝涩而不流通。治之之法，羌活、防风疏其风；紫苏、青皮行其滞；加皮、黄柏坚其骨；苡米、木瓜舒其筋；苍术、防己燥其湿；松节、茄根散其寒；人参、白术补其气；生地、秦归活其血。"临证更当随证加减应用，"倘郁而为热，脉数无伦，又当大泄其热；闭而积寒，脉迟不来，又当重温其经"。对于痹症的病机、症状和治法用药，可谓言简意赅，得其要领。更曰："病有明医能治，草医能治，而大医不能治者，风痹也。"周氏指出"草医"从实践医疗而得真知，故能治风痹证，反之所谓一些"大医"脱离临床实践，反会造成疾病的"辗转纠缠，酿成不用"。确为有得之言。

---

① 罹(lí 离)：遭遇；遭受(灾祸或疾病)。
② 盖愆：是指修德行善以弥补过去之罪恶。愆，罪过，过失。

老痰不变脉论

　　天下怪怪奇奇之症，诊其脉，依然圆静和平者，老痰也。夫痰之名不一，其源亦不一，皆足以变脉，惟老痰隐伏于肠胃迥薄①之处，不关五脏，不伤六腑，故脉不变。但年积久而作祟②，以余所亲自阅历，怪症百出者言之。有耳初闻蝉嘒③声，次闻风雨声，久之闻雷霆声者；有目初见房屋欹斜，次见山川崩裂，后见平地沉陷者；有喜闻吉祥语，如言乡会试、擢④词林、点状元，则神完气足，手舞足蹈，倘闻言凶事，如疾病灾难，死丧之类，则气绝神消而死者；有自觉一条虫，由头走至背，自背走至胸，若痛若痒，手莫可支者；有日见一个白鼠，由壁走上梁，由梁走下地，呼人打鼠者；有日见一个白猫儿，时走堂前，时伏书案，狮子尾，毛长寸许，润泽丰满，性驯可爱，招人观玩者；有旦昼安静，无异平人，夜不上床，时寐时寤，语言支吾，欲两三人陪坐以待旦者；有日则举动如常，饮食如旧，临夜病症百出，莫可名言，呻吟床褥，直到天明者；有静坐一室，只许妻儿相见，若见他人，心惊胆怯，无地躲避者；有见物与平人无二，及见小儿，止数寸高，大人不过尺许者；有神充气足，到晚自揣必死，将家事一一分咐妻儿辈，渐渐神消气馁，俨然死去，醒则仍复其元，或数日一发，一月一发者；有睡至半月方醒，醒则气体强健，饮食倍

---

　　①　迥（jiǒng 窘）薄：迥，远也；薄，狭窄之意。

　　②　祟（suì 遂）：迷信说法指鬼神给人带来的灾祸，借指不正当的行动。

　　③　嘒（huì 会）：拟声词。蝉叫声或乐声。

　　④　擢（zhuó 卓）：本义抽引，拉拔。还有选拔、提升官职、耸出、登、及等意思。

进，不过两三日，复睡如初者；有一月方食，气血不减，精神少衰者。皆窃取王隐君滚痰丸治之而全愈者也。滚痰丸：青礞石一两，沉香五钱，酒大黄、酒黄芩各八两，上将礞石打碎，同焰硝一两，同入瓦罐内，盐泥固济，晒干，火煅，石色如金为度，研末合诸药，水丸，临卧时每服二钱五分，生姜送下。惜隐君制其方，未言及于脉，医无所据，不敢轻用。吾邑蒋渭浦讳熊藻著《九门奇方书》，以痰门居首，独推此方，实为隐君之功臣。亦未会通乎脉，止可一人用之，而不可与众人共享，遂使其书其方，庋之阁上，不大盛传，苟知以脉证病，用滚痰丸直行所无事耳。世之患怪怪奇奇之症者，一旦值此而沉疴顿除，王隐君济世之婆心，得以阐明于世，即吾邑蒋渭浦创书之美意，亦幸当代之有传人矣。

隐君知己，渭浦良朋。挚夫周鸣鹝评。

【点评】《类证治裁》云："痰随气升降，遍身皆到，在肺为咳，在胃为呕，在心为悸，在头为眩，在背为冷，在胸则痞，在胁则胀，在肠则泻，在经络则肿，在四肢则痹，变幻百端。"周氏以其亲身阅历阐述痰证怪症百出之纷纭证候，并以滚痰丸屡试不爽之经验告知后人，不失为一种传承和发挥，对于当代临床治痰有重要的参考和借鉴意义。至于案中"天下怪怪奇奇之症，诊其脉，依然圆静和平者，老痰也"一句，值得仔细体会和辨识。

痫症脉论

诸痫病发，卒倒搐搦，叫吼吐涎。因其声之似，而有猪痫、马痫、羊痫、牛痫、鸡痫之分。溯其源，卒倒无知者，痰迷心窍也；搐搦抽掣者，风入肝经也。名虽不一，不外心肝二经。《经》曰：脉滑大，久自已；脉坚小，死不治。有得之胎前者，儿在母腹，其母猝然受惊，痰气逼入心肝，与本来气血搏见成窠①，此不可治者也；有得之怀抱者，小儿心肝有余，神气不足，偶有所触，风动于肝，火发于心，神不守舍，痰涎蔓衍，浸淫乘其隙而入之，据以为主，此介于可治不可治者也；有得之成人者，外感风寒，内伤饮食，逆于脏气，闭塞诸经，郁而生痰，胶固心肝，此无不可治者也。夫有桀骜不驯②之虏，必恃斩关夺隘③之才；有顽梗④难化之枭⑤，必须执锐披坚⑥之勇。盖负隅⑦劲敌，非诗书所能启牖⑧，仁义所能渐摩⑨，礼乐所能陶淑⑩，不得不挽强弓，操毒矢⑪，以摧其锋而捣其窟。痰之凝结心肝，亦由是也。彼挟心肝以淬⑫其锋，温之而余氛⑬愈炽；据心肝以完其窟，和之而固垒难降；且胁心肝以成其党而树其敌，补之而邪焰鸱张⑭。求其剽悍之性，直抵巢穴而能杀伐者，其惟礞石与麝香乎。可以拨乱

---

① 窠(kē 科)：基本字义为昆虫、鸟兽的巢穴，借指人安居或聚会的处所。
② 桀骜不驯：比喻傲慢，性情暴躁不驯顺，不服管教。出自东汉班固的《汉书·匈奴传赞》。
③ 斩关夺隘：砍断门闩，攻破城门，夺取关隘。形容军队作战勇敢，势不可挡。
④ 顽梗：非常顽固。
⑤ 枭(xiāo 肖)：魁首；首领。
⑥ 执锐披坚：身穿铠甲，手持武器。形容投身战斗或作好战斗准备。执：拿着；锐：锐利，锋利，指兵器；坚：指铠甲，古代军人护身的战衣。
⑦ 负隅：依靠险要地势。
⑧ 启牖(yǒu 有)：启发，诱导。《醒世恒言·三孝廉让产立高名》："愿父母有灵，启牖二弟。"
⑨ 渐摩：浸润；教育感化。《汉书·董仲舒传》："渐民以仁，摩民以谊。"颜师古注："渐谓浸润之，摩谓砥砺之也。"
⑩ 陶淑：谓陶冶使之美好。
⑪ 毒矢：毒箭。
⑫ 淬：磨。喻磨炼，勉励。
⑬ 余氛：残留的妖氛。借指残存的余邪。
⑭ 鸱(chī 吃)张：像鸱鸟张翼一样。比喻嚣张，凶暴。

而反正，能平肝下气，为治惊利痰之圣药。余于是症，胎病无论已，小儿未曾诊视，稍得成人，但脉浮大，概以礞石滚痰丸、麝香丸攻之，日服六君子汤一帖，得愈者无数。有服至一月愈者，有服至两月愈者，以痰尽为度。《经》曰：有故无殒，不信然欤^①！《难经》训：颠为僵仆直视，与痫无异，进阅《内经》颠狂篇，亦大同小异。以为痫即颠者，非也，《内经》明有三条之论；以为痫不同于颠者，亦非也，所言颠痫两相仿佛，姑阙^②之以俟^③参考麝香丸方：法夏、胆星、陈皮、枳实、麝香、云苓、青皮、炙草，生姜汁为丸。一方治小儿乳哮：姜虫伴糯米，浸与浮沫，去米焙干，研细末，米汤调服。

【点评】癫痫病始见于《内经》，称之为癫疾。《素问·奇病论》云："人生而有病巅疾者，病名曰何，安所得之？岐伯曰：病名为胎病，此得之在母腹中时，其母有所大惊，气上而不下，精气并居，故令子发为巅疾也。"不仅提出了癫疾的病名，还指出了癫疾又称胎病，发病与先天因素有关。《素问·大奇论》云："心脉满大，痫瘛筋挛；肝脉小急，痫瘛筋挛"，"二阴急为痫厥"，可见《内经》所论痫证，具有筋脉拘挛、肢体抽搐一类的症状。《灵枢·癫狂》详细描述了所谓"癫疾"，大部分症状相当于后世所指的痫证，一部分相当于后世的癫证。可以认为《内经》有时是把癫和痫混同起来论述的。《难经·五十九难》讨论了狂和癫的区别，但所论癫证包括了痫证症状，完全与《内经》一致。周氏亦认为两者难分辨，治疗可相参。文中周氏推荐礞石滚痰丸、

---

① 欤(yú 雨)：表示感叹，跟"啊"相同。
② 阙(quē 缺)：空缺。
③ 俟(sì 四)：等待。

麝香丸治疗痫症之效，值得使用。

哮症脉乱无妨论

《内经》有喘无哮，至汉方哮喘并论。喘之源不一，哮之源止有冷痰入肺窍而已。夫肺为娇脏，清虚之质，不容些毫芥蒂悬于胸间，其窍仰上，一有所入，则不能出。人而饮冰食果，积成冷痰，浸淫于内，是为痰母，物交物则引之而已矣。一为潮上，肺窍为之闭塞，呼吸乱矣，呼吸乱而二十七脉之迭见而杂出者，无所不至。其遇寒而发者，寒与寒感，痰因感而潮上也；其遇热而发者，寒为热蒸，痰因蒸而潮上也。必待郁闷之极，咳出一点如鱼脑髓之形而症斯愈，脉亦随之而平。本草所训，性味猛烈，惟麻黄、砒石，可以开其关而劫其痰。麻黄能发汗，一到哮症，虽盛夏之月不发汗；砒石能伤人，一到哮症，虽羸弱之躯不伤人。有是症有是药，而卒不能除其根者，麻黄能通痰塞之路，而不能拔痰踞之窠；砒石能剿痰招之党，而不能歼痰伏之魁。药到即愈，愈而复发者，此也。余尝见少年患痨伤咳嗽吐血，体瘦脉数，败症备矣，询其素有哮症，痨无可治者，以二药治其哮，得愈者数人。又尝见老人患上气咳嗽喘闷，脉急不寐，困顿极矣，问其素有哮症，气无可治者，以二药治其哮，得愈者亦数人。瑶池古冰雪，为肺拟冷痰，斯言近之矣。

制砒石法：以淡豆豉晒干研末一两，砒石一钱，饭和为丸刺史家节庵，历宦四十年，解组①归里，年已七十矣，患哮喘不寐，服麻黄而愈，重一本之亲，招诸

---

① 解组：即解下印绶辞官，辞掉官职。解，脱去；组，古代绑印的绶。

玉砌，结三生之愿，待聆金音，雅意①殷殷，命著是编。

【点评】周氏谓："本草所训，性味猛烈，惟麻黄、砒石，可以开其关而劫其痰。"此处砒石又名信石、人言、信砒、砒黄，载《日华子本草》，药性辛而大热，有大毒，归肺、脾、胃、大肠经。古籍载其内服可祛痰，截疟，平喘，外用具有蚀疮、祛腐、杀虫之功效，用于寒痰哮喘、久疟、久痢、瘰疬、癣疮、溃疡等症。周氏虽言哮属"有是症有是药，而卒不能除其根者，麻黄能通痰塞之路，而不能拔痰踞之窠；砒石能剿痰招之党，而不能歼痰伏之魁。药到即愈，愈而复发者，此也。"提示麻黄、砒石治哮虽有较好疗效，但"不能除其根"，乃经验之谈。的确，呼吸的规则与否，与脉数脉律关系极为密切。

---

① 雅意：出自《汉书·外戚传上·孝武李夫人》，解释为旧时敬辞。

卷 三

温病脉论

冬月伤于寒，即病者为伤寒，不即病而伏藏于中，至春随阳气发见者，为温。其症头疼项强，与伤寒无异，惟初起不恶寒便发热，脉数为异耳。伤寒由表入里，不得不先发其表；温病由里达表，不得不先清其里。所以温病有误汗，无误下之语。仲景著《伤寒》一书，自秋分后至春分前止，若春分后，则为温矣。《内经》虽有先夏至日者为温病之文，仲景虽有太阳病先发热者为温之论。晋唐以来，无人剖晰伤寒、温病，概以《伤寒》书治之，得失参半。治此症者，茫无主张，延至于金刘河间出，始著《温论》。有明喻嘉言复畅其说，温病乃有圭臬，而仲景之书亦得以昭著于世。当此韶光明媚之天，三阳出于地上十月纯阴用事，在卦为坤；至十一月黄钟应律，为复卦，则一阳生；十二月太吕应律，为临卦，则二阳生；正月太簇应律，为泰卦，则三阳生，日丽风和，花香鸟语，一片春温之气，盎盎①蓬蓬盎盎，和蔼之状；蓬蓬，司空图《廿四诗品》：蓬蓬远春，故病亦名之曰温。轻则白虎汤人参、石膏、粳米、知母、炙草，黄芩芍药汤黄芩、芍药、炙草，葛根升麻汤升麻、葛根、芍药、炙草；重则三承气汤大承气汤：大黄、芒硝、厚朴、枳

---

① 盎(àng 枊)：洋溢；盛。

实；小承气汤：大黄、厚朴、枳实；调胃承气汤：大黄、芒硝、炙草，姜枣引，无不应验。间亦有先恶寒而后发热者，仍以伤寒治之。又曰：冬不藏精，春必病温。盖冬主闭藏，漏泄春光杜诗：漏泄春光有柳条，邪之所凑，其气必虚。古人婚姻六礼①，定在桃夭②之时，良有以也③。余则谓热蕴之极，必致煎熬肾水，遇体之充足者，但以前汤治之；倘体之虚怯者，不问精之藏与不藏，前汤中重加生、熟二地，以培其本生地、熟地、黄芩、芍药、贝母、生草。则二说不相歧而相为用矣，何必如喻嘉言之分疏其说也乎？

【点评】有关温病的病因、发病、症状表现等内容的早期记载是源于《内经》和《伤寒论》，而且当时对温病的认识是限制在伤寒范围内的，认为温病多由伏气所化，后来逐渐有医家提出此是一种误解。如宋代郭雍《伤寒补亡论》中提出："医家论温病多误者，盖以温为别一种病，不思冬伤于寒，至春发者，谓之温病；冬不伤寒而自感风寒温气而病者，亦谓之温；及春有非节之气，中人为疫者，亦谓之温，自不同也。"如此使温病由原来单一"伏气温病"的概念，发展成为是对一类病证的总称，从而为明清以后温病学说的形成奠定了基础。明末清初喻嘉言论温病，更是别具一格。他将温病分为三大例进行论述，以《内经》"冬伤于寒，春必病温"为第一大例，此邪伏肌肤，病位浅而病情轻者；以"冬不藏精，春必病温"为第二大例，此为邪伏少阴，病位深而病情重者；以既"冬伤于寒"，而又"冬不藏精"，至春月同时发

---

① 婚姻六礼：指从议婚至完婚过程中的六种礼节，即纳采、问名、纳吉、纳征、请期、亲迎。
② 桃夭：赞美男女婚姻以时，室家之好。
③ 良有以也：指某种事情的产生是的确有些原因的。良，很，甚；以，所以，原因。

病，为第三大例，此为伏邪双栖，病情更为严重者。举此三例，然后根据《伤寒论》有关温病条文的不同类型，分别编入三大例之中，详加发挥，乃是对《内经》之理、仲景之法的有机组合，有珠联璧合之美，相映成趣之妙，周氏甚是赞誉。

暑热脉论

同是夏月病也，头痛、身热、面垢、自汗，而暑热分焉。暑为阴邪，热为阳邪，观于天地可知矣。炎风翕欻①，草木荣而就枯；烈日熏蒸，沟洫②盈而立涸。阳气发散于外者，底里必然虚空。源远之井，清冷如冰；岩谷之风，寒凄若刺。人，一小天地也，深居房室静坐不啻趋炎，奔走道涂③，周行常思荫喝。阳气发泄于外者，底里亦必虚空，举动心艰，肢体疲倦，居恒气短，精力衰颓，故其为病，亦因其气而感之耳。其中暑也，感地窍之气，阴与阴遇，头痛身热、面垢自汗，与中热无异。而小便清利、大便溏泻、呕吐少气、安静好眠、脉则虚怯亦有虚数者，较之中热，大相径庭焉。暑必伤气，非黄芪不足以益其气；暑必兼湿，非焦术不足以燥其湿；暑必积寒，非附子不足以温其寒经验方：附子、焦术、黄芪、干姜、苡米、扁豆、云苓、炙草。洁古曰：静而得之为中暑是也。其中热也，感天炎之气，阳与阳遇，头痛身热、面垢自汗，与中暑无异，而小便赤涩、大便坚硬、胸满气喘、烦躁不眠、脉则洪数，较之中暑，殊隔天渊焉。热甚发燥，非麦冬不

---

① 翕欻（xī xū 西需）：快速。
② 沟洫（xù 续）：田间水道。
③ 道涂：道路，涂与途的解释相通。

足以清其燥；热甚为毒，非黄连不足以解其毒；热甚涸水，非猪苓不足以利其水经验方：麦冬、黄连、泽泻、焦术、猪苓、茯苓、前仁、炙草。洁古曰：动而得之为中热是也。五行之中，惟火有二，所以五运而有六气也。有六气，因有风、寒、暑、湿、燥、火六淫，热即火病也。方书所注，有谓暑为阳邪，心属离火，故暑先入心，吾不知置热于何地？有将暑分阴症、阳症，而火则牵扯诸火，亦知火乃六淫内之火乎。有以暑为夏月之伤寒，吾不知暑又是何病？千书一律，开卷茫然，总于五运六气，未能细心体认。余因参互考订，力为剖别，验之于症，实有毫发不差者。

云程柳骥评：泾渭①攸分。

【点评】本篇对中暑、中热的病因病机、治法方药做了深刻的剖析，并指出两者的区别，尤其提示中暑"脉则虚怯"，中热"脉则洪数"。

痢症脉论

痢有不与世相递嬗②，而名则因时而变易。方策③所传，其来有自④，不容不据古以准今。《素问》谓之肠澼；《难经》谓之里急后重；汉谓之滞下；晋谓之秋燥；至唐方谓之痢。即其名而绎⑤其义，便血

---

① 泾渭：出自《诗·邶风·谷风》，指泾水和渭水。泾渭分明乃一道风景：泾河与渭河交汇处，两水一清一浊，清晰的分界线绵延数里，蔚为壮观。

② 嬗(shàn 善)：更替；蜕变。

③ 方策：即方册，简册、典籍。后亦指史册。

④ 自：从；由。

⑤ 绎：理出头绪；寻究原因。

曰澼，痛甚曰急，壅塞曰滞，皱裂曰燥，不利曰痢，痢之情形已显示于称名之表。历代以来，扬榷①指陈，不啻以暮鼓晨钟，发人深省。治是症者，顾可孟浪从事，翻欲缄縢②扃镝③《庄子》：将为胠箧探囊④发匮之盗，而为守备，则必摄缄縢，固扃镝，此世俗之所谓知也。然而巨盗至，则负匮揭箧，担囊而趋，惟恐缄縢扃镝之不固也。注：胠，开也，而置之死地乎？当此暑炎方退，金飚初起，土间其中土旺于四季，五六得天地之中，以未土为正。热、湿、燥汇于一时，三气凑而为病。有时行者，从皮毛入，微恶寒，腹痛，泄尽宿食方转红白。风之所过，行于一家，则病一家；行于一境，则病一境。有传染者，从口鼻入，不恶寒，腹痛，随泻宿食即转红白。气之所触，染于一人，则病一人，染于一方，则病一方。于斯时也，抚枕席而兴嗟，何分男女；如厕坑而抱痛《左传》：晋景公有疾，将尝麦，如厕，陷而卒，莫测死生。天气阴晴，垢闻一室；灯光明灭，呻彻五更。饫⑤膏粱者无论已，可怜寒士当灾，朋尽回车，难邀甲戌之峙《书·费誓》⑥：甲戌峙乃糗粮⑦，人皆掩鼻，徒传庚癸之呼⑧《左传》：吴与鲁会，吴子不与士共饥渴，大夫申叔仪乞粮于鲁，大夫公孙有山氏对曰：粮则无矣，粗则有之，若登首山以呼曰：庚癸乎，则诺。杜注：军中不得出粮，故为隐语。庚，西方，主谷；癸，北方，主水。聚桑梓⑨者，犹可也。最苦旅人远适，今雨不来杜甫诗：旧雨来，今雨不来，谁恤零丁异地文天祥诗：惶恐滩头说惶恐，零丁洋里叹零丁，闻风争避，哪管客

---

① 扬榷(yáng què 羊却)：略举大要；扼要论述。
② 缄縢：缄，封固；縢，绳。
③ 扃镝(jiōng jué 坰绝)：门闩锁钥之类。引申为隔绝。
④ 胠箧(qū qiè 祛妾)探囊：为一成语，意思是用手摸袋子，撬开小箱子。指偷盗。
⑤ 饫(yù 欲)：饱食。
⑥ 《书·费誓》：是一本先秦散文，全称《尚书·周书·费誓》。
⑦ 峙乃糗粮：准备好你们的干粮。峙，储备，准备。乃，你，你的。
⑧ 庚癸之呼：庚、癸，军粮的隐语。原是军中乞粮的隐语。后指向人借钱。
⑨ 桑梓：是说家乡的桑树和梓树是父母种的，对它要表示敬意。后人用来借指故乡。

子离乡。儒者考古今之得失，证一己之功修，于是证而果参上乘焉。本来恻隐之心，自应以之普度也。喻嘉言曰：初用辛凉以解表，次用苦寒以清里。刘河间曰：调气则后重自除，行血则脓血自止。余于痢之时行初起者，而宗嘉言焉。疏经络而驱邪，败毒散人参、羌活、独活、柴胡、前胡、川芎、枳壳、桔梗、茯苓、炙草，克壮元老之猷①；于痢之传染初起者，而宗河间焉。和营卫而导滞，芍药汤芍药、归尾、黄芩、黄连、大黄、木香、槟榔、肉桂、炙草，允占丈人之吉。及其归宿，郁则为热，试诊其脉，未有不数者，所以香连丸黄连二十两，吴黄十两同炒，去吴黄，木香四两八钱，不见火，共研末，醋糊为丸为治痢之总方。顾在表忌用者，邪犹未入于里也；久病难用者，恐重伤其生气也。昔赵养葵以六味地黄汤治伤寒，人讥为赵氏之创见。而下多伤阴，余尝以六味汤治痢，此又余之创见也。如果脉虚自汗，赤白将尽，真人养脏汤粟壳、诃子、肉豆蔻、木香、肉桂、人参、白术、秦归、白芍、甘草。寒甚加附子，一方无秦归，诃子散粟壳、诃子、干姜、陈皮，为末空心服，俱可酌而用之。夫痢不分赤白，既出于热，翻服辛热而愈者附子、肉桂、干姜、焦术、砂仁、炙草，此乃从治之法。盖人之禀赋，有寒有热，邪热之中人，每从其类而化。辛热药能开郁解结，使气血得以宣通，特宜于以寒化热之人，若遇以热化热而误用之，其祸将不可胜言矣！存心济世者，倘遇以寒化热之痢，用温补而大获其效，慎毋执以为例。

破古来之疑团，导后起以前路，有功斯世之文，定当不磨。南坡居士评。

【点评】西医学所说的痢疾，分细菌性痢疾和原虫性痢疾两种，临床诊断必以检出痢疾杆菌或阿米巴原虫为根据。中医学所

---

① 猷(yóu 由)：计谋，打算，谋划。

说的痢疾，是以湿热为病原，临床诊断是以证候为根据，其中除了包括有细菌性痢疾和原虫性痢疾以外，还包括有其他消化系统疾病在内。周氏在本论开头即梳理了历代"痢"之病名，谓："即其名而绎其义，便血曰澼，痛甚曰急，壅塞曰滞，皱裂曰燥，不利曰痢，痢之情形已显示于称名之表。"尤其历代名家及本人治痢的珍贵经验予以记述，很有应用价值。

疟疾脉论

儒者读书十年，穷理①十年，自谓于医，已通三昧②。及其视病，两相龃龉，不归责药肆③之假，便诿咎④染病之真，与之强辩，无庸也，请试之治疟。夫疟病之浅而显者也，最易足以验医之得失。世之用劫药而侥幸以取功者，不在此论。如果堂堂之阵，正正之师，而百战百胜焉，庶可悬壶都市《后汉书》：费长房者，汝南人也。曾为市掾，市中有老翁卖药，悬一壶于肆头，及市罢，辄跳入壶中，市人莫之见，惟长房于楼上观之，异焉，因往再拜，翁乃与俱入壶中。惟见玉堂严丽，旨酒⑤甘肴，盈衍其中，共饮毕而出。后乃就楼上候长房曰：我神仙中人，以过见责，今事毕当去，负笈乡邦《唐书》：元行冲博学，狄仁杰重之，行冲数规谏⑥仁杰且曰：明公之门珍味多矣，请备药物之末。仁杰笑曰：吾药笼中

---

① 穷理：源于《易经》，即穷究万物之道，穷尽天下之理。寓意深刻治学，锲而不舍。
② 三昧：佛教用语，意思是止息杂念，使心神平静，是佛教的重要修行方法。借指事物的要领，真谛。
③ 肆：铺子，商店。
④ 诿咎：有利益、有好处就争夺，有责任就找借口推脱，拒绝承担责任。
⑤ 旨酒：美酒。旨，滋味美之意。
⑥ 规谏：忠言劝诫，规劝。

物，何可一日无也，犹是投之罔效，屡易其方。古籍秕糠①，空披万卷，寒窗灯案，辜负十年。《经》曰：邪气客于风府，循膂而下_{背脊骨两旁曰}膂，并顶骨三椎，至尾骶骨二十四椎，其气上行_{由尾骶骨上行}，九日出于缺盆_{肩下}横骨陷中。余读经文，而知疟脉之所以弦也。躯壳之内，脏腑之外，属半表半里，而邪居之宜，脉之弦，与少阳同。是故风无常府，以所中处为府。其中顶骨也，三阳之脉，皆上于头，阳明之脉，循发际至额颅，邪气并于阳明，令人头痛，洒淅寒甚，久乃热，则为阳明之疟；少阳之脉，上抵头角，下耳后，邪气并于少阳，令人头痛，寒不甚，热不甚，恶见人，则为少阳之疟。至于太阳之脉，从巅入络脑，还出别下项，正过风府处，故头痛，腰痛，体重，寒从背起，所以中于阳者，太阳之疟居多。其中骶骨也，三阴之脉，皆发于足。太阴之脉，上膝股内入腹，邪气并入太阴，令人足软，不嗜饮食，多寒热，则为太阴之疟。厥阴之脉，入毛中，绕阴器，邪气并入厥阴，令人足软，小腹满，小便不利，则为厥阴之疟。至于少阴之脉，上股后廉直贯膂，正当风府处，故足软，呕吐甚，多寒热，热多寒少。所以中于阴者，少阴之疟居多。其中于阳也，阳气渐入于阴分，日下一节，其行也迟，故其作也，日晏②一日，难愈；其中于阴也，阴气转入阳分，日上二节，其行也速，故其作也，日早一日，易愈。治之之法，疟在三阳，则以三阳治之_{阳明经症：葛根、升麻、黄芩、芍药、草果、炙草，姜枣引。阳明腑症：大黄、芒硝、槟榔、厚朴、炙草，姜枣引。少阳症青皮饮：青皮、厚朴、柴胡、黄芩、法夏、云苓、白术、草果、炙草，姜枣引。太阳经症：麻黄、桂枝、杏仁、炙草，姜枣引。太阳腑症：焦术、茯苓、猪苓、桂枝、泽泻、草果、炙草，姜枣引}；疟在三阴，则以三阴治之_{附子理中汤加草果统治三阴：玉竹、焦术、干姜、草果、炙草、附片，姜}

---

① 秕糠(bǐ kāng 笔康)：瘪谷和米糠。喻琐碎、无用之物。
② 晏：迟，晚。

枣引。倘弦化脉虚有汗，但辅其正气而邪自除，则统阴阳而温补之经验方：黄芪、焦术、附子、首乌、秦归、玉竹、草果、云苓、炙草，姜枣引，未有不随手而效者。《机要》曰：疟有中三阳者，有中三阴者，其症各殊，同《伤寒论》，知治伤寒，则知治疟。余谓第知治伤寒，犹不足以治疟，知伤寒矣，而知邪客风府，则足以治疟矣。所同于伤寒者，症；所异于伤寒者，脉。伤寒之脉，随阴阳变迁；疟症之脉，一弦字贯彻。知所以治伤寒，而于阴阳胜复之理，邪正交战之时，脏腑行经之穴，无不灼知之矣。业医者，欲验一己之功修，请自试之治疟。

梅邑邹子文、苏学富，山海同庚友也。卅载前辨难《灵》《素》《难经》及《金匮要略》，独于疟而三致意焉。近闻老而益壮，著论沉吟，恍同一堂。

【点评】疟疾为联合国千年发展目标中重点防控的三大传染病之一，对国民经济与人民健康影响甚大。中医认为疟疾的发生是由于疟邪、瘴毒侵入人体，伏于半表半里，机体与病邪抗争，乃出现怕冷寒战、高热、汗出等寒热往来，反复发作的病状。因感邪有深有浅，故疟疾寒热的发作有一日一发、二日一发、三日一发的不同，证候复杂多变，故而周氏称该病"业医者，欲验一己之功修，请自试之治疟"。疟疾脉弦，前人多有论述，如《金匮要略》云："疟脉自弦，弦数者多热，弦迟者多寒；弦小紧者下之差，弦迟者可温之，弦紧者可发汗针灸也，浮大者可吐之，弦数者风发也，以饮食消息止之。"《医级》曰："疟为肝胆之候，惟凭脉之寒热为断。疟脉必弦，以迟数断寒热，则不爽。然要在疟未发时，见迟数为准。当其发作时，则寒来迟热来数又乌可定评乎?"这对准确把握疟疾的脉象有极大的指导意义。文中有关三阴、三阳之疟的论述，值得细玩。

伤风脉论

六淫以风为首，人触之为伤风，憎寒壮热，头疼身痛，呕吐口渴，脉浮而数。张元素著羌活汤羌活、防风、黄芩、白菊、川芎、苍术、细辛、生地、炙草，姜、葱、枣引，不犯三阳禁忌，允称治伤风神方。且冬可以治寒，春可以治温，夏可以治热，秋可以治湿，为诸路之应兵。但夏月伤暑，脉虚身热，在所禁耳。旅店山居，医难猝办，皆可自检其方而用之。论未竣，客有笑于旁者曰：世当叔季①，元气衰薄，虽伤风亦当用补，岂可概以羌活汤为治外感之总剂乎？余勃然曰：君言时当叔季，对洪荒而言，在岐黄撰《灵》《素》二经，已言叔季，何况今日。至所言元气衰薄，谬亦甚矣。欲知今时，当观已往，孔子删书，断自唐虞②，唐虞以前，无论已。儒者侈言③夏后殷周之盛。夏都安邑④，四百四十一年，历年多者，仅见一二；商都于亳⑤，六百四十四年，历年多者，亦仅见一二；周都丰镐⑥，八百七十四年。视夏商之元气较厚，武王九十三，穆王百有四岁。信史艳称而长寿者，尚不止二君，以及柱下吏、漆园叟、关令尹、王子晋，接踵而生，三代之元气

---

① 叔季：指国家衰乱将亡的年代。
② 唐虞：唐尧与虞舜的并称。亦指尧与舜的时代，古人以为太平盛世。
③ 侈言：指夸大其词不切实际地说。
④ 安邑：是古代都邑名，是夏朝都城之一，位于今山西省运城市。
⑤ 亳(bó 博)：商汤时都城，故址位于今河南省商丘市。
⑥ 丰镐：丰京和镐京一起并称为"丰镐"，是西周王朝的国都，历史上最早称为"京"的城市，也是中国最早期的城市，作为西周首都沿用近三百年，又称宗周，位于陕西省西安市。

如是云云。经嬴秦①二世，耗散殆尽。西汉都于长安，二百十有一年，高祖五十三，武帝七十一，余无五十之寿；东汉都于洛阳，一百九十六年，光武六十三，明帝四十八，余无四十之寿。犹幸以寿名世者，黄石公、赤松子、东方朔、魏伯阳，有数可纪。自汉末历魏晋五代，元气衰薄极矣。四百余年中，在位一二年居多，享寿一二十过半。迄唐大统归一，元气方转，二百八十九年，君之五十余岁者，犹数数觏②。为之臣者，许旌阳、孙思邈、钟离权、吕岩类，皆以寿称。由后梁五代，以至宋、元、明，元气又寝衰矣。七百余年中，位无五十年，寿少五十岁，其时如陈抟、张平叔、冷谦、周颠而外，寿不概见。历代元气，彰彰可考，天运循环，无往不复。逮③及我朝，元气大转。以一万八百年为一时计之，尧舜在中天之初，距今四千余年，今正当中天之中。膺彼苍之眷顾，代见圣人之生，钟维岳之精灵，世征仁者之寿。贞元会合，间气浑涵。涤环宇之妖氛，宏开寿域；跻斯民于浑噩，普乐春台。雨时旸④若，海宴河清；五星联珠，两曜合璧。一时应运生者，相皆耄耋，人率期颐。广洛浦之耆英《宋史》：文潞公彦博，结洛阳社十三人，惟司马温公光，年未七十，其余俱八十、九十老人，谓之洛社耆英会，屡屡开千叟之宴；集香山之人瑞《潜确类书》：白乐天年七十，以刑部尚书致仕，自号香山居士。会老年宴集于履道里，合之得九人，皆年高致仕者。人慕之，绘为九老图，在在建百岁之坊。余家世居邵邑，资水之湄，龙山之麓，同时百岁者五人。水之北，卢老、罗老，一妇归黄；山之南，一妇归吕，一妇氏唐。而八十、九十者，指不胜屈。一武庠石辑五，年已八十矣，

---

① 嬴秦：通常是指秦国或秦王朝的意思。
② 觏（gòu 够）：遇见。
③ 逮（dài 带）：达到；及。
④ 旸（yáng 羊）：晴天。

弓著六钧，矢穿七札，演剧犹作小旦之音。即余门一领青衿①，相传五代_{高祖谥直公，册名周应京；曾祖元恺公，册名周士隽；祖存仁公，册名周良增；父诞登，}_{册名周道岸，}俱年逾八十，详于乘册。外祖_{黄正礼}九十七，在黉②门八十有三。母舅_{黄文铎}九十三，为孝廉③六十余二。世上难逢百岁人，古人语也。想古来百岁最难觏，以今观之，当易之曰：世上随逢百岁人。人生七十古来稀，唐人诗也。想唐时，七十岁者亦稀有，以今观之，当易之曰：人生七十世间多。元气之足，禀赋之厚，三代以来，未有如我朝之盛者。治病者亦惟率由旧章焉耳，伤风漫云补乎哉！

借伤风一症，阐明贞元会合④，天运循环之理，皆由一部"廿一史⑤"，烂熟胸中，故说来凿凿可据。_{南坡居士评。}

诸论悉宗圣经，而此篇独据史鉴，原原本本，酣畅淋漓，清廓明堂之器，黄钟大吕之音，医学史学俱臻绝顶，非苟为炳炳烺烺⑥者。_{知侬叶正复读。}

【点评】九味羌活汤功效发汗祛湿，兼清里热，首载于元·王好古《此事难知》，其曰："《经》云：有汗不得服麻黄，无汗不得服桂枝。若差服，则其变不可胜数，故此立法，使不犯三阳禁忌。解利神方：九味羌活汤……"后又载："若急汗，热服，以羹粥投之；若缓汗，温服之，而不用汤投之也。脉浮而不解者，先急而后缓；脉沉而不解者，先缓而后急。"此方虽载自王氏书

---

① 青衿(jīn 斤)：旧时读书人穿的一种衣服，借指读书人。
② 黉(hóng 红)：古代称学校。
③ 孝廉：汉武帝时设立的察举考试，以任用官员的一种科目，孝廉是"孝顺亲长、廉能正直"的意思。后代"孝廉"这个称呼，也变成明朝、清朝对举人的雅称。
④ 贞元会合：指新旧更迭。
⑤ 廿一史：即二十一史。
⑥ 炳炳烺烺：光明正大貌。

中，实为其师张元素（字洁古，金之易州人，易水学派创始人）方，王氏自己也称其"易老解利法"。查张氏《医学启源》其中有"解利风邪""解利伤寒""解利外感"等语。可见，该方立方确为解表，且风寒表证初起，无论有汗无汗，皆可服之。此篇周氏称其为"治伤风神方"，认为"冬可以治寒，春可以治温，夏可以治热，秋可以治湿，为诸路之应兵也"，可见其著对该方之推崇。对旁人"世当叔季，元气衰薄，虽伤风亦当用补，岂可概以羌活汤为治外感之总剂乎"之疑问，周氏用史学、医学结合的凿凿之言，阐明贞元会合，天运循环之理，令人不得不信服。

伤寒脉论

《伤寒》一书，后汉张机所著，发明《内经》奥旨，启万世之章程，为医门之秘诀。其文佶屈①，其义窅窅②，其方简峭③而警辟④。有志集注，适有养胎之举，托迹昭潭连源黄德安，同里旧交，寄居潭市，主于其家，怂恿著论，力救时世，客舍清闲，窃举茅庐诵读时所心得者，提要成篇，姑从简略携稿诣省垣，衡邑成子凝秀，故人新吾子也，随誊⑤真以补前刻。

《经》曰：伤寒一日，巨阳受之一日，一次也，不以日数拘。巨阳，太阳也。太阳，经也；膀胱，腑也，经脉从巅络脑，夹脊抵腰。受之，受其邪也。时值髀发⑥栗

---

① 佶（jí 及）屈：形容文字艰涩难懂。
② 窅窅（yào yào 要要）：喻修养或学问的高深境界。
③ 简峭：出《新唐书·儒学传上·颜师古》，犹简峻，即严肃、郑重之意。
④ 警辟：言论、意见、见解等，精辟动人。
⑤ 誊（téng 腾）：转录、抄写。
⑥ 髀（bì 必）发：指风寒冷。

冽，有寒有风_{寒为阴邪，伤营；风为阳邪，伤卫}，其中风也，经先受其风，桂枝症_{不以病名病，而以药名病者，重乎其药也}，脉浮而缓，头痛项强而恶寒_{有风不皆无寒}，过时即热，有汗，鼻鸣而恶风。倘消渴而小便不利，邪入膀胱腑之卫分矣，五苓散主之。其中寒也，经先受其寒，麻黄症，脉浮而紧，体痛_{统头痛、身疼、腰痛、骨节疼痛言}，呕逆而恶寒，历时方热，无汗喘满而恶风_{有寒不皆无风}。倘如狂_{瘀热冲心}而小腹急结_{瘀热不行}，邪入膀胱腑之营分矣，桃核承气汤主之。大青龙汤，治风寒两中经而烦躁_{寒郁于外，热蒸于内，阴阳攻击}，小青龙汤，治风寒两中腑之干呕_{小便不利，心下有水气，干呕，或兼咳，兼渴，兼噎，兼喘}。

中风经症

桂枝汤_{桂枝、芍药、甘草、生姜、大枣}。服已须臾，饮热稀粥以助药力，温覆一时许，取微汗。发汗遂漏不止，恶风，小便难，四肢微急，难以屈伸，桂枝汤加附子。发汗后而喘，麻黄、杏仁、甘草、石膏。

中风腑症

五苓散_{猪苓、茯苓、泽泻、白术、肉桂}。

中寒经症

麻黄汤_{麻黄、桂枝、杏仁、甘草，温服覆取汗}。发汗不解，反恶寒者，虚故也，芍药、炙草、附子，三味温服。发汗后身疼痛，脉沉迟者，桂枝、生姜、人参、芍药、甘草、大枣。发汗过多，叉手冒心，心下悸欲得按者，桂枝、炙草，二味煮去滓顿服。未经汗下，脉沉，当温其里，宜四逆汤：附子、干姜、炙草。未经汗下而心悸而烦者，小建中汤：桂枝、芍药、炙甘草、生姜、饴糖。

中寒腑症

桃仁承气汤_{桃仁、桂枝、大黄、芒硝、炙草}。发汗，若下之，懊㤖不得眠，胸中窒碍者，栀子十四枚，香豉四合，煮去滓温服，得吐则止。大下后，恶寒痞结，桂枝汤先解恶寒，大黄、黄连，二味煮去滓，温服以攻痞。心下痞而复恶寒汗出者，附子泻心汤：大黄、黄连、黄芩、附子。

风寒雨中经症

大青龙汤_{麻黄、桂枝、炙草、杏仁、生姜、大枣、石膏}。

风寒雨中腑症

小青龙汤_{麻黄、芍药、五味、甘草、干姜、半夏、桂枝、细辛}。渴去半夏，加栝蒌；噎去麻黄，加附子；小便不利，小腹满去麻黄，加茯苓；喘去麻黄，加杏仁；发汗，若下之，病仍不解，烦躁者，茯苓四逆汤主之，茯苓、人参、炙草、干姜、附子。

二日阳明受之_{阳明，经也；胃，腑也。经脉起鼻额，循鼻外，系目系}。居戊土之乡，原禀坤静，摄离火之篆_{阳明纯热}，反揽乾刚。脉浮而大，烦渴目痛，鼻干不得眠者，阳明经病也；脉浮而实，潮热谵语，腹满，大便硬者，胃家腑病也。经病治以白虎汤，腑病治以三承气汤，其为正阳明则然。六经虽分阴阳，而宰之者阳明，为六经之所朝宗，即为六经之所归宿。三阳有类聚之条，三阴有转属之症。太阳阳明，不更衣_{不大便}而无所苦_{约脾丸}；少阳阳明，时烦躁而大便难_{以法治之}。大实腹痛，阳明杂见太阴之篇_{桂枝大黄汤}；土燥水干，阳明混入少阴之类_{急下之}，脉滑而厥_{里有热}，白虎汤，厥阴中亦有阳明。随经而见，妙蕴无方。

阳明经症

白虎汤_{知母、粳米、石膏、炙草}。附录钱仲阳葛根汤_{葛根、升麻、白芷、炙草、大枣、生姜}。

阳明腑症

三承气汤_{汗吐下后微烦，小便数，大便硬，小承气汤：大黄、厚朴、枳实；腹胀满，调胃承气汤：大黄、炙草、芒硝；不大便，发热汗多，大承气汤：大黄、厚朴、枳实、芒硝。太阳阳明，脉浮而涩，麻仁约脾丸：麻仁、芍药、枳实、大黄、厚朴、杏仁；少阳阳明，以法治之，相胃家虚实加减下，桂枝大黄汤（见后少阴），急下之，大承气汤}。备录阳明症方_{身黄如橘子色，小便不利，茵陈蒿汤：大黄、茵陈、栀子。身黄发热，栀子、黄柏、炙草}。

三日少阳受之_{少阳，经也；胆，腑也。经脉循胁络耳}。兼木火之德_{属甲木，寄相火}，司出入之门_{入太阳，出太阴}。邪犯经，胸满胁痛而耳聋，邪犯腑，口苦_{胆热上蒸}，呕逆_{胆热上冲}而目眩_{胆热上熏}。脉之大者，变而为弦，症之热者，转而似疟，居阴阳之界_{半表半里}，通阴通阳；无汗下之方，禁汗禁下。邪正相持，进退互掎①，小柴胡汤，为和解少阳之统剂，而其变则有辨焉者。呕逆_{胆热}而腹痛_{胃寒}，黄连汤分理阴阳；呕吐而硬_{胃实烦郁热}，大柴胡汤，双清表里。宜应手而解方工，勿借口于和为套。

小柴胡汤_{柴胡、黄芩、人参、法夏、炙草、生姜、大枣。胸中满而不呕，去法夏、人参，加栝蒌仁；渴去法夏，加人参、花粉；腹痛去黄芩，加芍药；心下悸，小便不利，去黄芩，加茯苓}。黄连汤_{黄连、炙草、干姜、人参、桂枝、半夏、大枣}。大柴胡汤_柴

---

① 掎（jǐ几）：拉住，拖住。引申为牵制。

胡、半夏、枳实、大黄、黄芩、芍药、生姜、大枣。备录少阳症方胸胁微结，小便不利，柴胡、桂枝、干姜、花粉、黄芩、牡蛎、炙草。服柴胡已，反渴，以阳明治。

四日太阴受之太阴，经也；脾，脏也。经脉布胃中，络于嗌，邪入阴分，经脏齐病。阴阳变态之妙，有不见其朕兆。阳邪入阴，尺寸皆沉，腹满吐食自利。有腹满时痛之寒症理中丸，即有腹满实痛之热症桂枝汤加大黄，有得食缓吐之寒症理中丸通治，即有得食即吐之热症干姜黄连汤，有自利不渴当温之寒症理中丸通治，即有自利腐秽当下之热症大承气汤。盖人之形有厚薄，气有盛衰，脏有本寒本热，每从赋禀以为转移。如必以直中为寒，传经为热，其何以解仲景寒热并论，列于四日。

理中丸人参、白术、炙草、干姜，捣碎蜜和为丸，如龙眼大，以沸汤和一丸，研碎温服，干姜黄连汤干姜、黄连、人参。

五日少阴受之少阴，经也；肾，脏也。经脉系舌本。生人之命蒂①，安危系于少阴。病则脉细欲寐，自利发厥手足冷曰厥，口干舌燥，渴欲饮水自救。无奈水火同宫，辨别最宜分晓。挟水而动，则为阴邪；挟火而动，则为阳邪。阴邪脉沉细而迟，阳邪脉沉细而数。阴邪但欲寐，身无热，阳邪虽欲寐，心多烦。阴邪下利清谷，阳邪下利清水。阴邪面赤而里寒，小便白，阳邪手足厥而里热，小便赤。阴邪口干舌躁而带和，阳邪口干舌燥而至裂。阴邪渴欲引饮热水以自救，阳邪渴欲饮温水以自救。临症审视，只争芒芴②。

寒症方身体痛，附子汤：附子、茯苓、人参、白术、芍药。四逆汤通治：炙草、干姜、附子。下利，白通汤：葱白、干姜、附子。手足冷，烦躁欲死，吴茱萸汤：吴茱萸、人参、生姜、大枣。

热症方心烦不卧，黄连汤：黄芩、黄连、芍药、鸡子黄、阿胶。咽痛，甘桔汤：甘

---

① 命蒂：脐带的别称。这里引申为根本、根源。
② 芒芴(wù 务)：形容不可辨认，不可捉摸。

草、桔梗。口烂咽干，大承气汤。自利清水，色纯青，心痛，口干，大承气汤。

六日厥阴受之_{厥阴，经也；肝，脏也。经脉绕阴器，抵小腹，贯心膈。}传经而至厥阴，在时为丑，在岁为冬，在卦为坤。脉细肢厥_{厥，逆也。四肢以温为顺，以冷为逆，}烦渴囊缩，症则犹是也，而治法悬绝。漏尽更残，四望阴霾，而有纯寒无热之症；天寒地冻，满腹阳春，而有纯热无寒之症；阴疑于阳必战，其血元黄，而有阴阳错杂之症。彼纯寒而厥，当归四逆汤，夫人而知之。热愈深，厥愈深，纯热之厥甚于纯寒，非急下不足以救水，医将何以决之_{脉数、咽干、小便赤}？而况阴阳错杂者之眩人耳目乎？当此阴尽阳回，晦朔①交卸之时，仲景立乌梅丸以安蛔，其实统阴阳而治。医而知治厥阴，医道其庶几乎！

纯寒症_{当归四逆汤：当归、桂枝、芍药、细辛、通草、甘草、大枣。下利清谷，里寒外热，汗出而厥者，通脉四逆汤。}

纯热症_{急下，大承气汤。}

阴阳错杂症_{乌梅丸：乌梅三百枚、细辛六两、干姜十两、黄连十六两、当归四两、附子六两、蜀椒四两、桂枝六两、人参六两、黄柏六两，右十味，异②捣筛，合治之。以苦酒渍乌梅一宿，去核蒸之，五升米下饭，熟捣成泥，和药令相得，内臼③中与蜜杵二千下，如梧桐子大，先食饭，服十丸，日三服，稍加二十丸。禁生冷、滑物、臭食等。}**备录**_{脉滑而厥，里有热，白虎汤。}

夫三阴三阳，班班④可考，而有治表里急，治里表急，阴同乎阳，为两感_{太阳少阴同病，阳明太阴同病，少阳厥阴同病。}余读经文莫治，仲景无方，不禁怃然⑤三叹焉。窃意表重于里者，以里为主，稍解其表；

---

① 晦朔：晦是阴历每月末的一天；朔是阴历月初的一天。
② 异：分开。
③ 臼(jiù 旧)：舂米的器具，用石头制成，样子像盆。
④ 班班：明白，显著。
⑤ 怃(wǔ 五)然：形容失望的样子。

里重于表者，纯治其里，管窥①之见，不敢告人。壮游四方，而以此法活人居多，偶捡李梴②《伤寒论》阅，亦有是说。余生也晚，安敢并驾古人？不谓理之所在，古今人所见有略同也。岐伯、仲景，有知其将许我友李梴为徒乎？若世所传大羌活汤，则吐弃之矣。至于合病、并病、坏病、劳复、食复、饮酒复、阴易、阳易、阴阳易，六经精透，举而措之裕如③。一百一十三方，采方总撮要领，三百九十七法，注法悉本原文。炼就长沙_{仲景为长沙太守，人称张长沙}之明珠，化作涅槃④_{佛说法处}。《金刚经》：入涅槃而灭度之_{之舍利牟尼珠名舍利子}。

古香满楮⑤，新翠照人，自是君身有仙骨，世人那得知其故。_{松圃成凝秀读。}

【点评】张机，字仲景，为脉法实践者。其所著《伤寒杂病论》虽非脉学专著，但自始至终都贯穿着脉证合参的原则，对脉象及主病已形成理论体系。仲景脉法，是以理论与实践相结合的诊脉法，具有独到之处，既不同于《内经》对脉理的论述，又不同于后世脉法重脉象描述，实为临床实用诊脉法。本篇周氏对《伤寒论》六经辨证施治做了梳理，别出心裁地予以归纳分类，有一定参考价值。

瘟疫脉论

春温、夏热、秋凉、冬寒，乃天地之正气，人感之而病者，为正

---

① 管窥：指从管中窥物，喻目光短浅，见闻不广。
② 李梴：字健斋，明代嘉靖至万历年间，南丰（今江苏南丰）人，著有《医学入门》。
③ 裕如：形容从容不费力。
④ 涅槃（niè pán 聂盘）：佛教用语。意译为无为、自在、不生不灭。
⑤ 楮（chǔ 楚）：落叶乔木，叶似桑，树皮是制造桑皮纸和宣纸的原料。古时亦作纸的代称。

病。久旱亢①旸，淫霖②苦潦《洪范》：一极备，凶；一极无，凶。注：极备，过多也，极无，过少也。唐孔氏曰：雨多则涝，雨少则旱。是极备亦凶，极无亦凶。**雨旸寒燠③之不得其正者，为四时之沴④气。气轮岁会⑤**五运甲己化土，乙庚化金，丙辛化水，丁壬化木，戊癸化火。土运临辰戌丑未，金运临申酉，水运临亥子，木运临寅卯，火运临巳午。运气与地支年辰相会，故曰岁会，**运值天符**六气，子午之岁，少阴火司天，阳明金在泉；卯酉之岁，阳明金司天，少阳火在泉；丑未之岁，太阴土司天，太阳水在泉，辰戌之岁，太阳水司天，太阴土在泉；寅申之岁，少阳相火司天，厥阴木在泉；巳亥之岁，厥阴木司天，少阳相火在泉。大寒至小暑，司天主之；大暑至小寒，在泉主之。火运之岁，上见少阳；土运之岁，上见太阴；金运之岁，上见阳明；水运之岁，上见太阳；木运之岁，上见厥阴，岁运与司天合，故曰天符。**水火木金之各据其偏者，为八方之厉气。合厉⑥与沴，酿而为毒，人感之而病者，为瘟疫。杂见于四时，在春，谓之春瘟；在夏，谓之热病；在秋，谓之晚发**痢亦名晚发；**在冬，谓之寒疫。《内经》著于岐伯，爰⑦详五疫之文**《内经·刺法论》：帝曰：余闻五疫之至，皆相易，无问大小，病状相似。不施救疗，如何可得不相移易者？岐伯曰：不相染者，正气存内，邪不可干。避其毒气，天牝⑧从来？复得其往，气出于脑，即不干。邪气出于脑，即先想心如日，欲将入于疫室，先想得青气自肝而出，左行于东，化作林木；次想白气自肺而出，右行于西，化作戈甲⑨；次想赤气自心而出，南行于上，化作焰明；次想黑气自肾而出，北行于下，化作水；次想黄气自脾而出，存于中央，化作土。五气

---

① 亢：极度，非常。

② 淫霖：大雨。

③ 燠（yù 欲）：暖，热。

④ 沴（lì 力）：灾害。

⑤ 岁会：一年一次的相会。

⑥ 厉：古同"疠"。

⑦ 爰（yuán 元）：于是。

⑧ 天牝（pìn 聘）：人体部位名，鼻之别名。

⑨ 戈甲：戈和铠甲，亦泛指武器装备。

护身之毕，以想头上如北斗之煌煌^①，然后可入于疫室，**周礼掌于方相^②，聿严逐瘟之令**。《周礼》方相氏掌蒙熊皮，黄金四目，元衣朱裳，执戈扬盾，师百隶而时傩^③，以索室驱疫。《曲礼》：季冬，大傩月令，九门磔攘^④尼山，于乡人行傩。朝服而立于阼阶^⑤，皆古圣节，宜燮理^⑥之义，故民无夭札^⑦，得以嬉游于光天化日之宇，诚盛事也。后世踵而行之，犹是生养斯民之至意。方书之逐瘟者，其立心亦如之。**良相良医，合为一手。其为瘟也，称名攸异，大头瘟、软脚瘟、虾蟆瘟、疙瘩瘟；其为斑也，形容各殊，赤霞斑、紫金斑、绿云斑、黑砂斑，互相传染，大小相似。初起，邪气客于募原**《难经・六十七难》注：五脏之募，皆在腹；五脏之腧，皆在背。原即腧之根本。募原，躯壳之里，经脉所系之处，**头微痛，或不痛，微恶寒，或不寒，但一于热，脉数无伦，沉沉默默，到夜尤甚。郁遏之极，邪从表出，谓之外溃，或大汗鼻血，随汗与血而解。若邪侵胃腑，则内溃矣，泻则完谷不化，结则坚硬如石，胃枯肠腐，舌黑唇青，无所不至。是为天地之毒气，常以肃杀而为心。激一己之心肺肝肠，魂飞魄走，捧心^⑧憔悴之形，愁云遍野；环四境之乡闾^⑨里党，鬼哭神号，满目凄凉之色，毒雾蔽空。惟不知其毒而妄治之，盈城盈野，死于非**

---

① 煌煌：明亮的样子。

② 方相：见《周礼・夏官・方相氏》，方相氏是旧时民间普遍信仰的神祇，为驱疫避邪的神。

③ 傩(nuó 挪)：古代在腊月举行的一种驱疫逐鬼的仪式，是原始巫舞之一。

④ 磔攘(zhé rǎng 哲壤)：亦作"磔禳"，谓分裂牲体祭神以除不祥，出自《吕氏春秋・季春》。

⑤ 阼(zuò 做)阶：指东阶。古代庙寝堂前两阶，主阶在东，称阼阶。

⑥ 燮理(xiè lǐ 谢里)：协和治理。

⑦ 夭札(yāo zhá 邀炸)：遭疫病而早死。

⑧ 捧心：相传春秋时美女西施有心痛病，经常捧心而颦(皱着眉头)。邻居有丑女认为西施这个姿态很美，也学着捧心颦眉，反而显得更丑，大家见了都避开她(见《庄子・天运》)。后因以"捧心"喻拙劣的模仿。

⑨ 乡闾(lú 驴)：古以二十五家为闾，一万二千五百家为乡，因以"乡闾"泛指民众聚居之处。

命；知其毒而善调之，沿门沿户，立起沉疴①。其在未溃之初，毒犹盘踞募原，驱伏魔，全凭草果；破坚垒，须借槟榔吴又可达原饮：槟榔、草果、厚朴、知母、芍药、炙草、黄芩。嘉靖己未，江淮大疫，用败毒散倍人参，去前胡、独活，服者尽效。万历己未大疫，用本方复效。大抵毒在募原，加参于表剂，元气不因表而受伤；以表剂而加参，毒气不藉参而助疟。与达原饮，用知母、芍药同参。至于内溃，两方俱无用矣，惟有一下再下之法。毒而外溃，渐杀其势矣，即贝母、柴胡，可以和其事经验方：柴胡、生地、贝母、黄芩、银花、生甘草、茅根引；毒而内溃，愈纵其悍矣，非芒硝、大黄，奚能奏其功经验方：芒硝、大黄、槟榔、厚朴、枳实、炙草，姜枣引，下以毒尽为度；知斯三门，病无遁形；设方攻毒，妙在一心三门：初中募原、外溃、内溃。精透三门之奥，不过借达原饮、经验方为之榜样。道人自瓶钵②以来，所过省垣、郡邑，遇是症，全活约计数千，并无一定之方药。倘备录其案，即此一症，可以盈箱③。夫瘟疫乃四时不正之气，温乃四时之正气，性命攸关，最宜分别。景岳《瘟疫门》中，抄写温病及伤寒之经文，杂凑成章，毒害苍生者，莫此书为甚。阳犯医门之刑喻嘉言著《医门法律》，擢④发难数；阴设海底之狱，阿鼻⑤难逃铁锾铭注：大海之底，有石名沃焦，纵横八万四千里，厚二万里，下有八大地狱，又名阿鼻地狱。若吴又可，其于瘟疫，根源虽未必解透细阅吴又可《瘟疫论》，从《内经·疟论》邪气客于风府，横连募原悟出。其撰之方，即从前人截疟方化裁，真千古慧心人也。至其所论伤寒少而瘟疫多，世医执其说，凡偶感风寒，便曰瘟疫。一言之误，贻祸千秋，而其治法极为精致，刘、李、朱、张下，实为岐黄功臣。

拈一毒字诠题，设方以活生灵。南坡居士评。

---

① 沉疴：意指久治不愈的病。
② 瓶钵：指僧人化缘。
③ 盈箱：塞满书箱，形容医案多。
④ 擢(zhuó 茁)：拔。
⑤ 阿鼻：阿鼻地狱的省称，意为"无有间断"。即痛苦无有间断之意。

《洪范》①《内经》，性理《周礼》《难经》，瘟疫之根源，搜採殆尽，惟其学博是以理精。双泉罗锡恒读。

溯病之因，有原有委；绘病之形，有色有声。东堂黄成玉读。

【点评】本篇对瘟疫的源流予以阐述，并对一些医家如张景岳有关疫病的论述，给予批判，对吴又可《温疫论》既肯定其成绩，又指出其不足之处。篇后南坡居士、罗锡恒、黄成玉对本篇的评议，堪称中肯精当。

室女脉数反吉论

小儿纯阳，脉常有六七至，甚有八九至者。室女血盛，脉上鱼际，亦常有六七至者。《脉经》但言脉上鱼际，而不言数。余尝见上鱼际之脉，未有不数者。盖脉即血也，血盛则脉长而洪；血衰则脉短而涩。室女贞元未亏，血海充满，其脉之数，亦固其所。但得娇姿艳丽，体态轻盈，谓之无病，可以勿药。惟是兰闺②寂寞，愁结多端，纱窗月静，绣幕风清，时觉气体不安，延医调治，见其脉数而以为病，则误矣。《脉经》曰：脉数惟有儿童作吉看。余即补之曰：脉数室女亦应作吉看。

【点评】"脉数室女亦应作吉看"，未必尽然，需活看，不能拘泥于句下。

①《洪范》：《尚书》篇名。意指大法，楷模。
② 兰闺：女子居室的美称。

月经论

坤，顺德也，配乎健，则万物化醇；女，阴象也，从乎阳，则万物化生。图书以七为少阳之数，逢阳则化，故七月生齿，七岁毁齿，二七十四而天癸至，是乃先天一点真阴之水，《易》所谓男女媾精，《礼》所谓一阳来复，水泉始动者，此物此志也。积四千八百之期，合一《大藏经》，于以充于中而溢于外。其象上应乎月，三五而盈，三五而缺，周三十日而旋转如环，故称经焉。经者，正也，正直无私；经者，常也，经常不变。本坤之德，应月之精，以生男生女，原生生于不已。乃或为药饵所伤，或以忧思而伤，孰为不及期？孰为过期？在前在后，无所不至矣。夫不及期为热，过期为寒，此其常也。亦有不及期为寒，过期为热者，总分于迟、数、虚、实之脉而已矣。其为药饵伤也，过服寒凉，弊为淤阏①；过服温补，弊见沸腾。盖血，阴也，喜静而恶躁，静则培养，躁则消亡。尝见膏粱之家，未有妄服寒凉者。火郁至极，不得已而斟酌服之。在医士擅长半属温补之方。胡为闺居气滞，本非虚也，而以为脾虚，辄予以黄芪、白术；闲坐寒生，本无寒也，而以为命门不足，辄予以附子、干姜。至煎熬之极，或血因火动，一月数行，或血为火灼，数月一行。讵知不及期与过期之俱关于药乎？其为忧思伤也，心地安舒，应期而至；心地抑郁，愆期而来。盖血，营也，好聚而恶散，聚则充周②，散则奔突③。

---

① 淤阏(yū è 郁饿)：水流不通。
② 充周：充满，充足。
③ 奔突：横冲直撞，奔驰。

纵观闾阎①之众，未有不乐安舒者。暴怒频加，不期然而忧闷攻之。彼女子善怀，本多抑郁之隐，甚至掣肘于翁姑，致血上溢，非有余也，而以为血满；罔顾其衅②起勃谿③，反目于夫婿，致血横行，非不足也，而以为血亏；罔顾其悲由葑菲④，至郁积之久，或稍如其意，行则后期，或仍拂其意，行则前期，讵知前期与后期之皆系于忧乎？由是观之，伤于忧思而无子者，顺其心，养其神，犹可挽回；伤于药饵而无子者，诵其经，祷其佛，难以救复。盖天地之大德曰生，而鼓其生机者，和风以散之，迟日以暄之，雨露滋培，土膏润泽，自然生意婆娑。一经炎风之煽，烈日之焚，土脉焦枯，英华何由发越？天地犹是也，而生机倦矣。人得天地之生以为生，而畅其生机者，静摄乃气，调和乃血，阴阳交错，子宫温暖，自觉生育绵延。一经燥热之侵，辛温之耗，血元羞涩，胚胎奚自结凝？人则犹是也，而生机绝矣。道人一瓢一笠，云游以来，见艰于嗣息⑤求治者，盈门拥案。及阅前所服之药，无非温补之药；询前所延之医，无非温补之医。比比皆然，令人万不可解。顾考其服药之初，亦觉与温补相宜，气体庞然而丰隆也，姿态嫣然而明媚也，饮食纷然而并进也。医之用药，即此厉之阶耳。惟是瓦积之场，不堪黍植；块存之体，安望熊占？所愿兰房淑媛⑥，绣阁名姝，体坤之道，顺月之恒，勿贪药饵，惟葆幽闲，以副天地好生之德，庶道人救世婆心。亦不至诮为饶舌耳。

---

① 闾阎(lú yán 驴延)：原指古代里巷内外的门，后泛指平民老百姓。

② 衅(xìn 信)：嫌隙；争端。

③ 勃谿(xī 细)：吵架，争斗。

④ 葑(fēng 风)菲：葑、菲是两种野菜，根虽恶，但茎叶可食。后用以形容鄙陋之人，或有一德可取之谦辞。

⑤ 嗣息：旧时的一种称谓。指子孙。

⑥ 淑媛：美好的女子。

【点评】周氏以河洛文化的先河《河图》和《洛书》为根基，运用《周易》的理论来阐述月经的原理，认为女子二七十四而天癸至，"积四千八百之期"，血充于中而溢于外，则产生月经。月经脉即是妇女月事即将来临或进行时，在脉诊中的表现，虽月经先、后期有因寒或热引起，有因药饵所伤，有因忧思而致，但不论先期还是后期，在脉象上体现总不过迟、数、虚、实的变化。在临床上，难免有医生辨证错误，用药不妥，从而导致各种月经病甚至不孕症。他认为该病的治疗不要过服温补、燥热之品，在治疗之初，适量服用温补药品，则"气体庞然而丰隆也，姿态嫣然而明媚也"，之后与饮食调理相结合，才是真正的服药之道。

胎前全凭脉论

凭脉为的①治病而至胎前，其看症也，历历录录；其用药也，离离奇奇。黄芩，安胎者也；乌头，伤胎者也。而胎当寒结，黄芩转为伤胎之鸩②血，乌头又为安胎之灵丹_{明党、焦术、砂仁、附片、建姜、秦归、炙草}。焦术，安胎者也；芒硝，伤胎者也。而胎当热结，焦术反为伤胎之砒霜，芒硝又为安胎之妙品_{芒硝五钱，滚水澄去滓，调生蜜服}。当此两命相关，以安为伤，以伤为安，而用之裕如者，夫亦曰权其脉之迟、结、数、促耳！胆从脉出，而胆斯大；智从脉生，而知斯圆。无药不可以安胎，无药不可以伤胎，有何一定之方？有何一定之药也乎？彼

---

① 的：箭靶的中心。
② 鸩(zhèn 镇)：古代传说中的毒鸟。

《本草》之注安胎，药性之注禁服，不过为初学导之先路。夫胎症，其显焉者也。由胎症而推，脉清而用得其当，信石①、蜈蚣，无非参、苓、芪、术；脉溷而用失其当，参、苓、芪、术，无非信石、蜈蚣。拘成见者，赵括②读父书而丧师，荆公③用《周礼》而乱宋；知变化者，孔明添灶而退兵，楚王破釜而取胜。古今来，英雄成败，止争此一心之妙用，又何恤乎人言。

【点评】元·朱丹溪推崇黄芩、白术为安胎之圣药。早在《金匮要略·妇人妊娠病脉证并治》安胎方当归散中便将黄芩和白术合用；明·李时珍《本草纲目》亦提到"黄芩得白术安胎"。周氏认为药物的选用仍应该辨证对待，如安胎圣药黄芩，若冲任损伤，肾气不固，无实热之流产滑胎者，非此能安之，故而临证万不可滥用。案中谓"无药不可以安胎，无药不可以伤胎，有何一定之方？有何一定之药也乎？"此即"有是证即用是药"之意，道出了辨证论治之真谛，这无疑是本篇的中心思想，胎前病如斯，其他疾病莫不皆然。

产后不凭脉论

百脉空虚，瘀血留滞，二语足以括尽产后诸病。其用药也，补则

---

① 信石：砒霜，因产地信州(即今江西上饶一带)得名。
② 赵括：战国时期赵国人，赵国名将马服君赵奢之子。赵括熟读兵书，但缺乏战场经验，不懂得灵活应变。
③ 荆公：对宋·王安石的尊称。当时实行了一系列变法，这些措施对国家的发展做出很大贡献，被宋神宗封为"荆国公"，故后人称其为王荆公。

足以填虚空，温则足以散瘀滞。温补二字，在产后极为稳当。而见之于脉，则未可以一格拘也。有迟涩者，有沉细者，有洪数者，有弦紧者。迟涩、沉细，可温可补，若洪数、弦紧，顾可漫无区别，而一于温之补之乎？抑知瘀血填塞隧道，血脉为之沸腾，虚寒之体，转化为实热之脉，倘凭脉以疗病，则为发为泄，为汗为凉。病症百端，药饵肆①应，非不经营惨淡，竭力弥缝，乃一病未已，一病旋生，卒至温补难施，不可救药，岂非专凭脉者，阶之厉耶？余家世传《月科》一卷之书，得之本邑王定所。不诊脉，但问症。细阅书中，实是肚腹大胀大痛者，先治之以去瘀之本_{桃仁、归尾、胡索、灵脂、干姜、川芎、荆芥穗、酒调服}。其于症之虚寒者，固不外肉桂、干姜_{茯苓、炙草、当归、川芎、焦白术、肉桂、蜜棉芪、干姜}；即症之大热者，亦不离肉桂、干姜。百试百验，世无产难之妇。远近求药者，日踵其门。传至于余，参究脉理，思欲突过前人。乃凭脉罔效，凭书辄验。而后知产后凭脉，其理犹浅；不凭脉，其理方深。世之家藏秘本，粗视之，了无意义，而用之多效者，大半类此。

【点评】产后"多虚多瘀"为明清时代医家提出的产后病的发病机制，二者为临床治疗产后病提供了理论依据。"百脉空虚，瘀血留滞，二语足以括尽产后诸病。其用药也，补则足以填虚空，温则足以散瘀滞。温补二字，在产后极为稳当"。此可谓是周氏在充分肯定产后这一特点的基础上提出的。然产后多虚，未必尽虚；产后多瘀，并非尽瘀，故治产后诸疾，仍要详察细审，切不可拘于"虚""瘀"印定眼目。至于案中"产后凭脉，其理犹

---

① 肆：任意而行，不顾一切。

浅；不凭脉，其理方深"句，系周氏得之世传《月科》一书之用药经验，此乃言其变，知常达变，方称治医老手。

小儿疳脉论

道人于圣学，本无所窥，而少者怀之，雅有同志。窃于疳症，三致意焉。十六岁以后，谓之痨；十六岁以前，谓之疳。其症头皮枯涩，毛发焦稀，腮缩鼻干，脊耸体削，斗牙咬甲，烦渴自汗，口鼻溺赤，肚胀潮热，酷嗜瓜果、泥炭等物，外则肢体生疮，是其候也。疳之纲领有五：脾、肺、心、肝、肾。至于条目，不可穷纪①，姑举其要，曰脊疳，曰蛔疳，曰脑疳，曰丁奚疳，曰无辜疳，曰哺露疳。名有百端，理惟一致，惟见症不同，不外热、积、虫三者而已。考古名方，有塌气丸、龙胆汤、芦荟丸、木香丸、胡黄连丸及各种肥儿丸。其理正，其义深，其效神，信非仙家莫传。因方书论症支吾，虽传其方，无人敢用。如景岳论中，其或气血两虚，有非大补不可，固属门外之揣摩。即钱仲阳②为小儿科中一代名医，而以为皆因脾胃虚损，亦是老生常谈，与疳症何涉？钱氏如此，其他可知。道人不惜苦口饶舌，细为分析，病源既明，则作方者之苦心，庶得以阐明于世。杨氏曰：疳者，干也。道人则曰：疳者，甘也。因奉养太过，肥甘之味，郁而为热，蒸而生虫，久而成积，而疳以是名焉。惟其为热，煎熬津液，肌肉为之消削；惟其成积，肚腹胀大，饮食为之减少，惟其生

---

① 穷纪：全部记载。
② 钱仲阳：钱乙(约 1032—1117)，字仲阳，宋代东平人，是我国宋代著名的儿科医家。

虫，吮脏腑，则偏嗜异物；蚀肢体，则疮痒不痛，种种症候，大半得之膏粱之家，饫①藜藿②者，十居一二。道人云游以来，每见朱门子弟，反不如居茅屋者之神完气足，总由饮食不节之故，何关乎元气之盛衰，脾胃之强弱？此其大彰明较著者也。名方中不离黄连为君者，解其煎熬之热毒也；用芦荟、生地、山栀、青黛、胆草、黄柏者，清其火也；用芜荑、君子、川楝、雷丸、鹤虱、乌梅者，杀其虫也；用莪术、神曲、山楂、麦芽、青皮、木香者，消其积也，用干虾蟆、蟾酥者，以毒攻其毒也；用夜明砂、灵脂者，去瘀而生新也。有是症则有是药，性味之寒与毒，夫复何疑。尝见患是症者，请一目不识丁之医，或揣之曰：莫不是疳？将师所传治疳之方，遂撮一帖，犹或幸③中，彼原不知黄连之寒，芜荑之毒。请一读书明理之医，明知是疳，开口便曰：脾胃大亏，非峻补不可。枯瘦之躯，何堪此黄连之寒，芜荑之毒。主人曰：稳当。不知热得补而益炽，积得补而益坚，虫得补而更多，至于不救。则曰：有命。此非读书之过，不善读书者之过也。道高一尺，魔高一丈，其是之谓与？然则，惟攻热、积、虫遂可以治疳乎？非也。五疳有所见之症，诸疳又各有所见之症，变化生心，岂可胶柱鼓瑟④。不过胸有成竹，而后能画竹。然则，治疳一于攻而全无补法乎？亦非也。《经》曰：大毒治病，十去五六。相其热退，积减虫安，穷寇勿追，或调脾理胃，滋肾平肝，一任医之运用。

考古名方 治腹胀大塌气丸：白豆蔻、麦芽、五灵脂、砂仁、莪术、青皮、陈皮、

---

① 饫（yù 欲）：饱。
② 藜藿：藜和藿，指粗劣的饭菜。
③ 幸：意外地得到成功或免去灾害。
④ 胶柱鼓瑟：亦作"胶柱调瑟"。比喻拘泥成规，不知灵活变通。

君子二钱，虾蟆三钱，米糊为丸。下虫丸：苦楝子皮酒浸焙、贯众、槟榔、桃仁、芜荑、木香、鹤虱，米糊为丸。木香丸治疳痢：黄连、木香、厚朴、夜明砂，生姜水为丸。大芜荑汤治小儿发热作渴，少食，大便不利，发黄脱落：芜荑、山栀、秦归、白术、云苓、柴胡、麻黄、羌活、防风、黄连、黄柏、炙草各二钱。四味肥儿丸治小儿食积五疳，目生云翳，牙龈腐烂：芜荑、神曲、麦芽、黄连，等分为末，猪胆汁为丸，绿豆大。芦荟肥儿丸治热疳：芦荟、龙胆草、木香、人参、君子、麦芽各二钱，土鳖去头足酥炙、槟榔、黄连各三钱，芜荑、胡黄连一钱，猪胆汁为丸，黍米大。龙胆丸治疳脑热疮：龙胆草、升麻、苦楝根皮、赤茯苓、防风、芦荟、油发灰、青黛、黄连，炼蜜为丸。蟾酥丸治小儿头顶结核，面色黄瘦，饮食不甘，腹大发热：蟾蜍二三个，将粪蛆一杓置桶中，以尿浸之，即将蟾蜍打死，投与蛆食，一昼夜，用布袋盛起，置急流中一宿取出，瓦上焙干为末，入麝香少许，米为丸。

论症如文渊聚米，立方如与可画竹。南坡居士评。

【点评】"疳者，干也""疳者，甘也"是古代医家对"疳"涵义的两种解释，一曰"干"，指脾胃虚弱，不能化生精微，滋养肌肤，致使形体干枯，面黄肌瘦，头大项细；一曰"甘"指小儿乳食不节，恣食肥甘，损伤脾胃，受累均在脾胃，调理脾胃是其根本。本篇对疳症的成因和治法，发挥甚多，读后犹如醍醐灌顶，恍然大悟，佩服之至。

疑病诈病脉论

本无病也，而疑之为病，积想成因，悬拟①成象，则无病者真以为有病矣。彼疑之，我亦疑之，何以名之为医？本无病也，而诈之为病，困顿其状，呻吟其声，则无病者，真以为有病矣。彼诈焉，我受

---

① 悬拟：凭空虚构。

其诈焉，何以名之为医？而欲使疑者知其为疑，多方以解其疑，而疑者不疑；诈者知其为诈，直言以指其诈，而诈者不诈。亦惟决于脉，视其缓而已矣。盖有莫解之症，必有莫解之脉，疑则必疑为莫解之症，而何以诊其脉无恙也，其为疑必矣；有莫起之疴，必有莫起之脉，诈则必诈为莫起之疴，而何以诊其脉如常也。其为诈必矣。杯中蛇影，挂弓即解，疑者无所施其疑；炎难分痛，见艾即愈，诈者无所用其诈。精于脉理者，又何疑诈之我欺也哉？！

【点评】疑病、诈病不是病，但往往由于一时难以辨识，容易使某些假病久治不愈。盖有莫解之症，必有莫解之脉，有莫起之疴，必有莫起之脉，此时更能体现精于医术脉理的必要性。

平人脉歇止无妨论

代脉关乎寿，结脉因乎寒，促脉因乎热。平脉歇止，则不关乎寿与寒热，亦自有说。盖一呼一吸，脉来六寸，血营气卫，息数一万三千五百通，脉行五十度，是为一周。稍为痰气所碍，则脉为之一止。非如代之止有常数，结促之止由迟数而得也。天地万古不老，而有岁差①之数；日月万古常明，而有相食之时。岁差、相食，曾何损于天地日月也哉！

【点评】脉来时一止，止后复来，称为脉之"歇止"或"歇至"，

---

① 岁差：太阳和月亮的引力对地球赤道的作用，使地轴在黄道轴的周围作圆锥形的运动，缓慢西移，约25800年环绕一周，同时引起春分点以每年50.2秒的速度西移，使回归年比恒星年短，这种现象叫做岁差。

简称为"止"。古人按不同的脉象特点，将其分为三类：促脉、结脉、代脉。本篇着重指出平人亦有歇止之脉，不能作病观，惟有四诊合参，方能断其有病无病。

纯阴脉症

万物之生，负阴而抱阳，阴阳调和，谓之无病。亦有生来脉旺，谓之纯阳，名曰寿脉，此《脉经》所以言者。有纯阳，则有纯阴，此《脉经》所未言者。余弱冠时，常至一地，见二妇人，一妇二子，一妇三子，家皆饶裕。切其脉，按之至骨，丝微欲绝，问其体，一毫无病。过十年，再至其地，二妇之子，皆入胶庠①，家亦丰厚。诊其脉，依然故吾也。过十年，三至其地，一妇之子已登贤②书，家更倍于昔日，诊其脉，依然如初也。距今又十有余年矣，二妇白发齐眉，青衿满眼，其发达更有未可料者。《脉经》注：纯阳为寿脉，不知纯阴亦为富贵、福寿之脉。一妇梅，邑庠生③谢袭周德配。孝廉公谢运跃母，钟太孺人也。

内外痈疽先变脉论

平人饮食仍旧，气体如常而脉数者，多发痈疽。夫外感脉数，骤

---

① 胶庠(xiáng 详)：周时胶为大学，庠为小学，后世通称学校为"胶庠"。

② 登贤：举用有道德有才干的人。

③ 邑庠生：庠生，古代学校称庠，故学生称庠生，为明清科举制度中府、州、县学生员的别称。明清时期叫州县学为"邑庠"，所以秀才也叫"邑庠生"，或叫"茂才"。

然而来,饮食为之一变。兹之脉数,何以饮食仍旧也?内伤脉数,由渐而进,气体为之少减。兹之脉数,何以气体如常也?其为痈疽也,明矣。发于外者,痈疽并称,后犹可疗,发于内者,但以痈论,务须先知。凡属肺痈与胃脘诸痈,总是热毒蕴结,四字该之。其先少发寒热,渐隐隐作痛,斯时清其热、解其毒、疏其气经验方:桔梗、天冬、黄芩、葶苈子五分,秦归、生甘草,易易耳。倘辨脉未清,视为他病,万一肺腑能语,则呼冤,实属可怜,直待吐脓呕血,而后知焉,则已晚矣。士君子穷理于平日,辨脉于临时,一遇内毒,立剖当前,诚有不必为之试黄豆而验红点者。昔扁鹊视病,窥见脏腑之症结。留心脉学者,安见古今不相及也矣!

淡语中肯,力破题坚。南坡居士评。

痈疽一症,迄我朝《医宗金鉴》及《症治全生》等书出。前代所不能医者,皆能医之,独涌泉症,不出前代论定。千总[1]刘兰生童稚知交胶漆友也,患是症,流毒十有余年。未发之先,下其必发者,验其脉数也;已发之后,断其不死者,验其脉缓也。费尽千金,总难全愈。游湘三年,不知亦有人能医否,录之以志,知己之感。

【点评】《古今医统大全》曰:"数脉见于无病之时,主有疮毒。"与本篇"平人饮食仍旧,气体如常而脉数者,多发痈疽"如出一辙,值得领会。至于论内痈,认为其病因"总是热毒蕴结",其治法当"清其热,解其毒,疏其气",可谓言简意赅,对临床很有指导意义。

① 千总:明代驻守京师的京营兵分为三大营,设千总、把总等领兵官,职位低下。清代绿营兵编制,营以下为汛,以千总、把总统领之,称"营千总",为正六品武官,把总为七品武官。

摘平脉三不治症论

天下事之信以为然者，必其理之无不然者也。然仅言其常然，而弗揭其偶然，非惟无以坚其信，或反益以滋其疑。即如定缓为平脉，是宜无病不瘳，讵知噎膈翻胃外，不可治者，又有三焉。肌肉大脱，九候虽调，不可治者，一也；病到喘促，脉忽还元，不可治者，二也；全受而体无亏，全归而脉不变，不可治者，三也。有理外之事，便有理外之理。第恐于理中之理，未能洞悉无疑，斯于理外之理，愈觉昧没而杂。既于理外之理，弗克①明辨以晰，遂于理中之理，转至惝恍无凭。而缓为平脉之说，不几于捃摭②陈言，究无主宰乎？爰摘三条，明着于编，使知以缓为宗，滴滴归原允矣。一经旧德《汉书》：韦贤以诗书授，七十余为相，少子元成复以明经，历位至丞相。谚曰：遗子黄金满籯③，不如一经。沈佺期诗：一经传旧德。是编缓为平脉，本《内经》旧德，**丝丝入扣，森然五字长城**《唐书》：秦系与刘长卿善为诗赋，权德舆曰：长卿自以为五字长城，系用偏师攻之，虽老益壮。《丹铅总录》：司马景王命虞松作表，再呈不可意。钟会取草为定五字，松悦服，以呈景王，景王曰：不当尔也。松曰：钟会也。景王曰：如此可大用。沈佺期诗：五字擢英才。用此事也。解者以五字为诗误矣。

眼光四射，无义不搜。知依叶正复评。

心细如发，力大于身，井井有条，不至喧客夺主。丹溪王承勋评。

【**点评**】病有常有变，脉亦有常有变。本篇以缓脉为例，指出

---

① 克：能够。
② 捃摭(jùn zhí 俊值)：摘取，搜集，采集。
③ 籯(yíng 迎)：竹笼。

缓脉一般为无病之脉，但亦有危重病证而见缓脉者，临证需识其常而达其变，始不致误。

死生章

医者，所以治人之生者也。未知死，焉足以治人之生。实知死之无可救药，则凡稍有一毫之生，自宜多方调治。欲辨死生，仍归缓字。缓为一身之元气，即为一身之生气。有十分之缓，即有十分之生；有分毫之缓，即有分毫之生。听缓之声，绘缓之象，取缓之魂，追缓之魄，刺缓之骨，抟①缓之神，而幽明②异路，如在目前。弹石劈劈而又急，解索散散而无聚，问：犹有分毫之缓乎？曰：无有也_{弹石之脉，若坚硬之物击于石上；解索之脉，犹解乱索，指下乍疏乍密}。雀啄顿木而又住，屋漏将绝而复起，问：犹有分毫之缓乎？曰：无有也_{雀啄之脉，犹雀之啄食，连连凑指，且坚且锐，忽然复来，屋漏之脉，良久一滴}。虾游冉冉而进退难寻，鱼翔澄澄而迟疑掉尾，问：犹有分毫之缓乎？曰：无有也_{脉已濡细矣，加以十一二至，满指是脉，犹虾之拥于水中，冉冉而进退难寻；脉已沉矣，加以两息一至，犹鱼之在水中，头身贴然不动，而尾良久一掉}。沸釜之脉涌如羹，一占此脉旦夕死，而缓全无余影矣。修到神仙也无药，世间何处觅医生。复有绝处逢生，困顿沉沉，声音劣劣，不患脉少而患脉多，不患脉无而患脉有。寸关虽无，尺沉而匀，病到无聊，脉犹有根，仔细栽培，立可回春。

---

① 抟(tuán 团)：捏聚也。
② 幽明：指阴间和阳间。

合观诸作，清奇浓淡，无体不工，的①是儒医。南坡居士评。

【点评】此处所论生死之脉。元·危亦林在《世医得效方》中曾列十个怪脉，均为脏气衰败之脉，又称真脏脉，多出现在疾病的危重阶段，其特点是无胃、无神、无根，为病邪深重，元气衰竭，胃气已败的象征。后世医家除去偃刀脉、转豆脉、麻促脉后成为"七怪脉"，即此处周氏所提及之七怪——弹石脉、解索脉、雀啄脉、屋漏脉、虾游脉、鱼翔脉、沸釜脉。

---

① 的(dí 笛)：确实，实在。

《三指禅》赋 以全求有众 皆生育为韵

　　自呼梦觉周君自号梦觉道人，人唤小颠道人家前有周颠，人故以小颠别之。荆楚①钟英②道人字荆威，士林③望重；雷霆警众④道人名学霆，郡志⑤名传。炼铅汞于丹灶《参同契》：夫铅乃君，汞乃臣。《志林》：龙者，汞也，精也，血也，出于肾；虎者，铅也，气也，力也，出于心。庾信⑥诗：自可寻丹灶；驱草木以赭鞭⑦《史记》：帝作蜡祭⑧，以赭鞭鞭草木。帝，神农也。以赭鞭鞭打草木，使萌动也。语云：神农尝百草而知药性，盖本诸此。现身说法，弹指参禅⑨本《传灯录》，古有一指禅。成一家言之心裁⑩即机杼⑪一家之意，作作有芒⑫《史记·天官书》：作作有芒国其昌，大率微词奥旨出蔡沈《尚书序》，分四库书之体制甲乙丙丁分为四库，藏贮经史子集诸书，多多益善汉淮阴侯韩信将兵事，不遗断简残编⑬出《文选》。

---

①　荆楚：是指古域包括现今湖北全域及其周围，现指湖北省。
②　钟英：极其优异。
③　士林：指文人士大夫阶层、知识界。
④　警众：警醒众人。
⑤　郡志：地方志的一种。记录一郡山川、物产、人文等情况的书。
⑥　庾(yǔ 雨)信：庾信(513—581)字子山，小字兰成，北周时期人。南阳新野(今属河南)人。南北朝文学的集大成者，"宫体诗"的代表人物之一。
⑦　赭鞭：中国神话传说中的宝物，即是赤色的鞭。晋·干宝所著《搜神记》载："神农以赭鞭鞭百草，尽知其平毒寒温之性。"
⑧　蜡祭：是年终祭祀之名。历史悠久的中国传统祭祀文化。
⑨　参禅：是禅宗用以学人求证真心实相的一种行门。
⑩　心裁：指在心里设计谋划、内心的考虑和判断等意思。出南朝梁刘勰《文心雕龙·原道》。
⑪　机杼：比喻文章的构思布局。
⑫　作作有芒：形容光芒四射。也比喻声势显赫。作作，光芒四射的样子。
⑬　断简残编：出宋·黄庭坚《读书呈几复》。指残缺不全的书籍文章。

藻思①频催钱起诗：文人藻思催，鬼神默为启牖道人撰《数脉解》，是夜更深，灯盏无油，光芒渐渐长至五六寸高，辉煌满室，直达天明。撰《三焦辨》，是夜漏水，忽听门外喧嚷，骑拥多人。瞬息间，一方巾秀士，站立身旁，良久方去；薪传不尽《庄子》指穷于为薪火传也，不知其尽也，伦物②宜荷生全病应手而即愈，人谓手底生春。尔其九年面壁《传灯录》达摩祖师至少林寺，面壁九年，始悟而成佛，六度行舟江总《栖霞寺碑》：三乘谓筏，六度为舟。言庚庚③而更卓郑元祐诗：两徐识解更卓特，著书翼慎言庚庚。原按，谓徐铉、徐谐，注许慎《说文》，思乙乙④其若抽陆士衡《文赋》。《灵》《素》《难经》，酿花作蜜蜂采花蕊，以酿之而成蜜；医方、脉诀，集腋成裘⑤《吕氏春秋》：天下无粹白之狐，而有粹白之裘，取之众白也。虽海上之奇方，无能为役⑥语出《左传》；彼医门之捷径，亦又何求语本《周颂》。折肱者三出《左传》，笑倩拈花之指⑦《传灯录》：世传拈花迦叶，独破颜微笑。世尊云：吾正法眼藏，分付于汝；拍案者再拍案称奇，谓文章之夺目，点凭顽石之头梁高僧讲经于虎邱寺，聚石为徒，顽石为之点头。盖学不殊于半豹⑧《晋书》谢灵运云：若殷仲文读书半袁豹，则文才不减班固，斯技无愧乎全牛《庄子》：庖丁曰：始臣解牛之时，所见无非牛者。三年之后，未尝见全牛也。李商隐：文学殊半豹，技愧全牛。是以仰体⑨三无《礼记》：

---

① 藻思：做文章的才思。
② 伦物：人伦物理。指人之常情，事物的常理。
③ 庚庚：形容有成果。
④ 乙乙：难出之貌。《说文·乙部》："乙，象春草木冤曲而出，阴气尚强，其出乙乙也。"
⑤ 集腋成裘：把许多狐腋缝在一起就可做成一件皮袄。比喻聚少成多，积小为大。《慎子·知忠》："庙廊之材，非一木之枝；狐白之裘，非一狐之腋。"腋，腋下，这里指狐腋下的皮毛。裘，皮袄。
⑥ 无能为役：自谦才干远不能和别人相比。役，役使。
⑦ 拈花之指：拈花指源于佛家"佛祖拈花，迦叶一笑"的典故，是少林七十二绝技之一。
⑧ 半豹：典故，典出《晋书·殷仲文传》。言其文多而见书少也。
⑨ 仰体：谓体察上情。出自明·沈德符《野获编补遗·列朝·世庙改称》。

天无私覆，地无私载，日月无私照兼包万有；不恤①倾囊②，有孚盈缶③二句本《易经》。《白莲集》于齐己④，源绍⑤木公⑥《浩然斋雅谈》：唐僧齐己有《白莲集》，为《风骚旨格》；红药⑦传于谢庚，谛⑧参金母《西清诗话》：宋僧谢庚，诗多清丽，有《红药词》传于世。《西王母传》：仙人得道升天，当揖金母而拜木公。契前三之语《传灯录》问佛法如何？住持曰：龙蛇混杂，八圣同居。师曰：多少？众翁曰：前三三，后三三，意在笔先⑨陶宗仪《说郛》⑩王维画学秘诀，凡画山水，意在笔先；留丈六之身苏轼诗：问禅不契前三语，施佛空留丈六身，方垂《肘后》孙思邈有《肘后方》。慈航⑪慧海梁昭明太子诗：慧海渡慈航。轮王⑫委通慧之心开通慧智，宝筏⑬迷津李白诗：金绳开觉路，宝筏度迷津，梵帝⑭伸指迷之手指引迷津。宋之问诗：果渐

---

① 不恤：不顾及；不忧虑；不顾惜。语出《书·汤誓》："我后不恤我众。"

② 倾囊：倒出口袋里所有的钱，比喻尽出所有。

③ 有孚盈缶（fǒu 否）：充满诚信如满缸的美酒，终究会有意外的吉祥。孚，诚信；盈，满；缶，缸。

④ 齐己：（863—937），出家前俗名胡德生，晚年自号衡岳沙门，湖南长沙宁乡县塔祖乡人，唐朝晚期著名诗僧。

⑤ 源绍：北魏源肃之子，继承爵位。

⑥ 木公：仙人名。又名东王公或东王父。常与西王母（即金母）并称。

⑦ 红药：芍药花。

⑧ 谛（dì 弟）：本义追根刨底地审问，细察、详审。谛，审也。

⑨ 意在笔先：指写字画画或文章创作，先构思成熟，然后下笔。出晋·王羲之《题卫夫人笔阵图后》。

⑩ 《说郛（fú 服）》：明代文言大丛书。元末明初的学者陶宗仪所编纂，共100卷，条目数万，汇集秦汉至宋元名家作品。书名取扬子语"天地万物郛也，五经众说郛也"，《说郛》意思就是五经众说。

⑪ 慈航：佛教常以车、船来比喻修行，尤其是在比喻小乘教、大乘教的时候用舟船来打比方，小乘是小帆船，大乘是大帆船，小帆船只能度自己，成罗汉，所以落于小乘；大帆船既能度自己，也可以度别人，所谓是为大乘，成就菩萨和佛。因此，度人度己的"慈悲的航程"就叫做"慈航"。

⑫ 轮王：佛教语。"转轮王"的略称。

⑬ 宝筏：佛教语。比喻引导众生渡过苦海到达彼岸的佛法。清·赵翼《题王摩诘诗》："我闻释氏妙变化，宝筏能引迷津断。"

⑭ 梵帝：指佛。

轮王族，缘超梵帝家。**神针暗渡**本薛灵芸刺绣事，**录合号以《传灯》**《宋史》：僧道原《景德传灯录》三十卷；**明镜高悬**用陈良翰虚堂悬镜事，言心眼之朗明也。六祖慧能云：明镜亦非台，**书休疑其覆瓿**①用杨子云语，谓是书之必传也。**乃知鹿苑**②**婆娑**③珠林母鹿生鹿女，形极美，金仙养之。后佛母生于鹿女，因名鹿苑，**鸡园舞弄**《楞严经》：我在鹿苑及于鸡园，观如来最初成道。**寻玉版以谈元**用苏东坡访玉版禅师谈元事。玉版禅师，笋也，**设兰盆**④**以饯送**⑤释氏中元节，设盂兰盆以追荐鬼神。**奇超白石之粮**《神仙传》：白石先生，常煮白石⑥为粮，**妙入黄粱之梦**⑦吕纯阳遇卢生事，梦寤而黄粱犹未熟也。**摊宝书之玉轴**用黄山谷诗，**鲸尚可骑**仙人每跨鲸鱼，**吸仙露于金茎**⑧汉武帝金茎承露，取而饮之得仙，**鹤非难控**周王子晋，缑山⑨乘鹤。**窗舒意蕊**⑩，**金**⑪**跻**⑫**寿宇福林**出《文选》，**室度心香**⑬梁简文帝《相国寺碑铭》：窗舒意蕊，室度心香，**那借汗牛充栋**⑭言书籍之多，直使汗牛充栋。**种菩提之树**神秀诗：身是菩提树。六祖慧能诗：菩提本无树，**浓披美荫以庇**⑮**人**《庄子》：睹一蝉方得

---

① 覆瓿(bù布)：作谦辞，比喻著作没价值，只能用来盖酱罐。西汉末年刘歆看见扬雄作的《太玄》，认为深奥难懂，曾对扬雄说："吾恐后人用覆酱瓿也。"瓿：小瓮。

② 鹿苑：可指饲养鹿的园囿，出自《春秋·成公十八年》。

③ 婆娑：盘旋舞动的样子。子仲之子，婆娑其下（《诗·陈风·东门之枌》）。

④ 兰盆：每年农历七月十五日为"盂兰盆节"，"盂兰盆会"，也称"中元节"（一定意义上讲，中元节归属道教，盂兰盆节归属佛教）。

⑤ 饯送：设酒送别。

⑥ 煮白石：旧传神仙、方士烧煮白石为粮，后因借为道家修炼的典实。

⑦ 黄粱之梦：比喻虚幻不能实现的梦想。

⑧ 金茎：指承露盘或盘中的露。

⑨ 缑(gōu 勾)山：即缑氏山。指修道成仙之处。

⑩ 意蕊：指心情心意。

⑪ 金(qiān 千)：文言副词。都。

⑫ 跻(jī 机)：登；上升。

⑬ 心香：佛教语。谓中心虔诚，如供佛之焚香。

⑭ 汗牛充栋：本义是指用牛运书，牛要累得出汗；用屋子放书，要放满整个屋子。形容藏书很多。

⑮ 庇：遮蔽；掩护。

美荫。泛般若①之舟_{梁简文帝倡导文泛般若之舟}，大漾②恩波而济众。彼夫骚人③寄兴④，诸子遣怀⑤。采汉儒之学海_{《拾遗记》何休为学海}，斗唐室之诗牌_{《云仙杂录》：李白游慈恩寺，僧用水松牌乞诗}。词泻老庄，信是周家著述_{老聃⑥、庄周皆周人}；学宗陈邵_{陈希夷先生传，邵康节先生雍}，羞同晋代恢谐_{如乐广之流}。天文地理之精，任摩挲于玉腕_{摩挲，神物，玉腕，言手腕之贵也}；鱼跃鸢飞之趣_{此二语，诗咏之。子思引之，程子以活泼泼地赞之。朱子于书舍书而悬之，其悟道也皆然}，供吐纳于萧斋⑦。_{《国史补》：梁武帝造寺，令萧子云飞白大书萧字，至今一萧字存焉。故时有萧寺、萧宫、萧斋之称}。鼓吹成群_{孔稚圭⑧以蛙声当两部鼓吹}，鄙官蛙之阁阁⑨_{晋惠帝问虾蟆事。阁阁，鸣声}；推敲得意_{贾岛与韩愈商量诗中推敲字，愈曰：敲字佳矣}，羡仪凤⑩之喈喈⑪_{凤鸣喈喈}。绛雪元霜⑫_{《汉武帝内传》：仙家上药有绛雪元霜}，参观即是慈云法雨⑬_{《鸡跖集》：如来慈心如彼大云荫注世界。王}

---

① 般若(bō rě 波惹)：宗教术语。专指如实认知一切事物和万物本源的智慧。

② 漾：液体太满而向外流。

③ 骚人：狭义为多愁善感的诗人。泛指忧愁失意的文人。

④ 寄兴：犹兴寄。指文艺作品的深刻寓意。

⑤ 遣怀：犹遣兴；抒写情怀，释放情绪，表达情怀。

⑥ 聃(dān 丹)：用于人名，如老聃(即老子，中国古代哲学家)。

⑦ 萧斋：唐·张怀瓘《书断》中武帝造寺，令萧子云飞白大书"萧"字，至今一字存焉。后人称寺庙、书斋为"萧斋"。

⑧ 孔稚圭：(447—501)，南朝齐骈文家。一作孔圭，字德璋，会稽山阴(今浙江绍兴)人。刘宋时，曾任尚书殿中郎。齐武帝永明年间，任御史中丞。齐明帝建武初年，上书建议北征。东昏侯永元元年(499)，迁太子詹事。死后追赠金紫光禄大夫。

⑨ 阁阁：象声词。象蛙鸣声或皮鞋声等。

⑩ 仪凤：凤凰的别称。

⑪ 喈喈(jiē jiē 皆皆)：释义为和洽；禽鸟鸣声；形容钟声、铃声等。

⑫ 绛雪元霜：丹药名。《汉武帝内传》："其次药有丸丹、金液……元霜，绛雪。"

⑬ 法雨：佛教语。喻佛法。佛法普度众生，如雨之润泽万物，故称。

维《六祖碑》：大兴法雨；**触处**①**孔皆**②，则有**丹经**③**益寿**《宋史·皇甫坦传》：召问以长生久视之术，坦曰：丹经万卷，不如守一。**绿字留名**梁简文帝大法颂绿字摛章④，**逢凶化吉，起死回生，字挟风霜**⑤《西京杂记》淮南王安着《鸿烈》二十一篇，自云：字中皆挟风霜。**一字媲**⑥**开天之画**伏羲作卦⑦，一画开天，**文光**⑧**日月**《渔隐丛话》：淮西功德冠吾唐，吏部文章日月光；**千文喧掷地之声**梁周兴嗣作《千字文》，孙绰作《天台山赋》，既成以示范荣期，期曰：此赋掷地当作金石声，**想入非非**《涅槃经》：无非想，无非非想。**刺膏肓而病将神爽**《左传》：二竖子避膏之下，肓之上；**辞原了了**⑨语本孔融事，**作针砭而闻亦惊心**铁针磁砭，可以治病，谓药石也。**欢喜丸**⑩，**踌躇满志**⑪《法苑珠林》：五百鹿车载种种欢喜丸；**清凉散，惨淡经营**《侯鲭录》：刘子仪三入翰林，称疾不出朝，士候之，云：虚热上攻。石中立云：只消一服清凉散。谓两府始得用清凉伞也，此借用。踌躇满志，本《庄子》惨淡经营，本杜诗。

---

① 触处：处处；到处。
② 孔皆：指普遍降福。唐·元稹《病卧闻幕中诸公征乐会饮》诗："布卦求无妄，祈天愿孔皆。"
③ 丹经：讲述炼丹术的专书。
④ 摛(chī 吃)章：犹摛藻。铺陈辞藻。意谓施展文才。汉·班固《答宾戏》："虽驰辩如涛波，摛藻如春华，犹无益于殿最也。"
⑤ 字挟风霜：喻文笔褒贬森严。
⑥ 媲(pì 辟)：匹敌、比得上。
⑦ 伏羲作卦：同伏羲立卦、伏羲画卦，是古代汉族神话传说故事。伏羲是传说中人类文明的始祖，被尊为"三皇"之首。
⑧ 文光：错杂的波光。
⑨ 了了：指心里明白，清清楚楚，通达。
⑩ 欢喜丸：指以酥、面、蜜、姜等调和制成之食物。系古代印度人食物之一。《大般涅槃经》：酥、面、蜜、姜、胡椒、荜芨、蒲萄、胡桃、石榴、樱子，如是和合，名欢喜丸。
⑪ 踌躇满志：形容对自己取得的成就非常得意。出自《庄子·养生主》："提刀而立，为之四顾，为之踌躇满志。"

繄①惟有脚之春唐宋璟惠泽遍施于民，人谓为有脚阳春②，帡幪③者广本杨子；是以如椽之笔④晋王珣尝梦人以大笔如椽与之，其后文思日进，濡染而成濡毫染翰⑤。然则，因善病而废书⑥道人世习诗书，自幼应童子试，辄冠军，后因病搜方，遂明医理，应延请而废书，乃业医以邀福⑦道人之病，自立新方治之，而病以全愈。综儒释道渊源之教，统会禅医道人深悟禅机，故医书亦号禅；萃天地人参赞⑧之才，胥⑨归化育范文正公曰：不为良相，当为良医。原谓其可以赞天地之化育。圆通顿悟《楞严经》：若能于此悟圆通根，纳芥子于须弥⑩《维摩诘经》：以须弥山之高广，纳芥子中而不迫窄。昆仑山西方曰须弥山，方便随行《维摩经》：摩诘⑪以无量方便，饶益众生，识庐山之面目庐山以匡庐⑫隐居得名。故云始识庐山真面目。庋手泽于高阁，私愧樝梨《南史》：张敷，小名；樝父，小名梨。帝戏曰：樝何如梨？答曰：梨，百果之宗，樝何敢比。道人先世皆读书掇⑬科，故云；引众生于慧门佛

---

① 繄(yī 医)：同"惟"。文言助词。用在句首。

② 有脚阳春：典故名，出王仁裕《开元天宝遗事·有脚阳春》。唐朝宰相宋璟爱民恤物，时人称赞他像长了脚的春天，到处带来了温暖。后遂用"有脚阳春"等称颂官吏的德政。

③ 帡幪(píng méng 平蒙)：本指古代帐幕之类的物品。后亦引申为覆盖。

④ 如椽(chuán 船)之笔：像椽子一般粗大的笔。比喻记录大事的手笔，也比喻笔力雄健的文词。

⑤ 染翰：以笔蘸墨。翰，笔。

⑥ 废书：放下书，也就是中止阅读。

⑦ 邀福：祈求赐福。

⑧ 参赞：来自于儒家经典《中庸》中之概念"参赞化育"，指人与天地自然间的参与和调节作用。于日常生活中也常被使用，意为"参考、顾问"。

⑨ 胥(xū 须)：文言副词。皆，都。

⑩ 芥子于须弥：芥子须弥是一个佛教用语，指微小的芥子中能容纳巨大的须弥山。喻诸相皆非真，巨细可以相容。

⑪ 摩诘：维摩诘(梵语 vimalakīrti)的省称。意译为"净名"或"无垢尘"。

⑫ 匡庐：指江西的庐山。相传殷周之际有匡俗兄弟七人结庐于此，故称。

⑬ 掇(duō 多)：拾取，摘取。

经通慧为门，**共铭馆粥**①《左传》：正考父之鼎铭曰：馆于斯，粥于斯。**曼倩之桃**②**有核**马臻诗：饥怀曼倩桃。庚信诗：汉帝看桃核，**处处延龄**啖③之延年益寿；**安期**④**之枣如瓜**《史记》：臣尝游海上，见安期生食巨枣大如瓜，**人人果腹**《庄子》其腹果然。**非关剿袭**⑤凡盗人之文章以为蓝本，曰剿袭。是书语语出自胸裁，毫无此弊，**岂拘弓学箕而治学裘**⑥《礼记》：良弓之子必学为箕；良冶之子必学为裘；**偶事品题**一经品题，便成佳士，**定属丰年玉而荒年谷**刘义庆《世说》：庾文康为丰年玉；稚恭为荒年谷。

龙飞道光八年岁在戊子季春月 南坡居士欧阳辑瑞
聘候甫藉作总批

---

① 馆粥(zhān zhōu 沾周)：稠粥，粥饭。

② 曼倩之桃：东方朔(公元前154—公元前93年)，本姓张，字曼倩，西汉平原郡厌次县(今山东省德州市陵城区)人，西汉时期著名的文学家。有东方偷桃之典故，传说东方朔因三次偷吃王母仙桃被贬谪人间。唐人咏桃或吟咏仙道，多用此典。

③ 啖(dàn 但)：吃或喂。

④ 安期：安期生，亦称安期、安其生。人称千岁翁，安丘先生。琅琊阜乡人。师从河上公，黄老道家哲学传人，方仙道的创始人。道教视安期生为重视个人修炼的神仙，故上清派特盛称其事。传说他得太丹之道、三元之法，羽化登仙，驾鹤仙游，或在玄洲三玄宫，被奉为上清八真之一。

⑤ 剿袭：同"抄袭"。剽窃人言以为己说；剽窃他人作品，因袭照搬；出自《红楼梦》，《鸿苞》。

⑥ 拘弓学箕而治学裘：出《礼记·学记》："良冶之子，必学为裘；良弓之子，必学为箕；始驾马者反之，车在马前。君子察于此三者，可以有志于学矣。"后以"弓箕"比喻父子世代相传的事业，以"箕裘"比喻祖上的事业。

是书未刻之先，夜梦一道人，谈禅精奥，问其姓名，曰：吉祥顺。明日遇梦觉道人于贡院西街，行止异常，与梦中所见适合，一笠一钵外，袖中止藏《三指禅》三卷，因请而梓之。道人周姓，始悟不言周而言吉者，乃仙家隐语，省一围也。名吉祥顺者，道人本慈祥之念，顺天地好生之德，以济人也。梓①成因录数语，以志其异。

换鹅堂谷岭王佐芑志

---

① 梓：木头雕刻成印刷用的木板。

原跋

<small>介乡</small>刘纪廉<small>伯顽</small>

　　医之道大而微，语其大则参赞化育①，语其微则性命之理寓焉。岐、轩而降，代有作者，究其人，何一非仙？何一非儒？抑岂寻章摘句②、烧丹炼汞者流所能企及哉！予兹于小颠见之矣。颠周姓，世居邵阳龙山之麓，生数岁，有相之者曰：是儿歧嶷③，盖谪④仙也，当为一代明医。父诞登公，以儒世其家，闻其言不悦。后善病始弃儒攻医，更治黄老养生书，数年得性命双修之道。以故盛暑尝披裘烈日中行，日行或数百里方息；隆冬积雪反解衣雪中卧，醒或一靴一跣⑤，啸歌于市；或旬余不食不饥，食或兼数人食亦不饱；或拥胭花粉黛，醉舞欢呼，种种游戏，人是以颠呼之。颠曰：吾之颠，颠乎俗而不颠乎道，以吾之颠可以治人之颠。颠而不颠，岂一技一能？直如张长

---

　　① 参赞化育：指修行人彻悟人生真谛，与天地和二为一的状态。语从《中庸》所化，赞，明也；参赞，指人与天地自然间的参与和调节作用；化育，化生长育。

　　② 寻章摘句：从书上挑选现成的文句，堆砌成文。《三国志·吴书·孙权传》裴松之注引《吴书》："吴王…虽有徐闲，博览书传历史，借采奇异，不效诸生寻章摘句而已。"也指写作时套用前人文句，缺乏创造性。

　　③ 歧嶷(yí 移)：谓六七岁。

　　④ 谪(zhé 哲)：指神仙受了处罚，降到人间(迷信)。

　　⑤ 跣(xiǎn 显)：光着脚，不穿鞋袜。

史①、米舍人②之颠哉！因又号曰"小颠"，以别乎古仙之周颠也。子平愿毕③游无定所，所在户履常满，或瞥见人一面，或闻人声咳，或以指略点其脉，便知其病之所在，与方服之，靡④不瘳者。人谢之钱辄不受，受亦随挥霍之。故湖湘间上自当途⑤执事⑥荐绅⑦先生，下逮贱隶妇稚，莫不识颠。予尝阅吾邵新志，慕其名，访之数年不获，今冬始省邸相逢，缘岂浅哉！谨以性命之理向之闻诸师者就质之，幸闻所未闻。复进而叩诸医，颠乃袖出《脉诀》一帙⑧，曰：吾道古道非常道。盖以儒道而通乎仙，仙道而通乎医者也。夫儒理性命之自然，仙修性命之本然，医治性命之当然。吾反求诸己，抱一守中⑨，以自然之理达本然之道，而治当然之病，安往不应手而愈人之病哉！予卒读之，曰：是书也，传之天下后世，又岂仅愈一时一域之人之病而已哉！遂书其语并详出处以为跋。

道光丁亥仲冬 跋于星沙旅馆

---

① 张长史：唐代草书书法家张旭，曾任常熟县尉，金吾长史。性好酒，据《旧唐书》记载，每醉后号呼狂走，索笔挥洒，时称张颠。

② 米舍人：宋代著名书法家米芾，与蔡襄、苏轼、黄庭坚合称"宋四家"。曾任校书郎、书画博士、礼部员外郎。其个性怪异，举止癫狂，因而人称米癫。

③ 毕：全，完全。

④ 靡(mǐ 米)：没有。

⑤ 当途：指掌握政权，也指掌握政权的人。

⑥ 执事：有职守之人；官员。

⑦ 荐绅：缙(jìn)绅。古代高级官吏的装束。亦指有官职或做过官的人。

⑧ 帙(zhì 至)：量词。一套线装书叫一帙。

⑨ 抱一守中：抱一，信念专一，有一定信念和目标；守中，顺应自然，安定自己的内心。